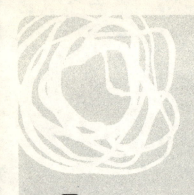

轻松阅读·心理学　崔丽娟 主编

健康,从心开始

解密健康心理学 | 何小蕾 ◎著

Jiankang Cong Xin Kaishi

北京大学出版社
PEKING UNIVERSITY PRESS

图书在版编目(CIP)数据

健康,从心开始:解密健康心理学/何小蕾著.—北京:北京大学出版社,2007.10
(未名·轻松阅读·心理学)
ISBN 978-7-301-12775-9

Ⅰ.健… Ⅱ.何… Ⅲ.心理卫生－普及读物 Ⅳ.R395.6-49

中国版本图书馆 CIP 数据核字(2007)第 149115 号

书　　名：健康,从心开始:解密健康心理学
著作责任者：何小蕾　著
策 划 编 辑：杨书澜
责 任 编 辑：魏冬峰
标 准 书 号：ISBN 978-7-301-12775-9/C·0460
出 版 发 行：北京大学出版社
地　　　址：北京市海淀区成府路 205 号　100871
网　　　址：http://www.pup.cn　电子信箱：zpup@pup.pku.edu.cn
电　　　话：邮购部 62752015　发行部 62750672　编辑部 62752824
　　　　　　出版部 62754962
印 刷 者：北京大学印刷厂
经 销 者：新华书店
　　　　　　890 毫米×1240 毫米　A5　8.75 印张　194 千字
　　　　　　2007 年 10 月第 1 版　2007 年 10 月第 1 次印刷
定　　　价：25.00 元

未经许可,不得以任何方式复制或抄袭本书之部分或全部内容。
版权所有,侵权必究
举报电话：(010)62752024　电子信箱：fd@pup.pku.edu.cn

总　序

　　《心理学是什么》（北京大学出版社 2002 年版）一书出版后，每年我都会收到很多读者来信，他们对心理学的热情和想继续学习研究的执著，常常感动着我。2005 年我国心理咨询师从业证书考核工作启动，更是推动了全社会对心理学的关注与投入："心理访谈"、"心灵花园"、"情感热线"等栏目，成为多家电视台的主打节目；心理培训、抗压讲座、团体训练等等，成为各类企业管理中的新型福利之一；商品的广告设计、产品包装的色彩与图案、产品的价格设置等等与消费心理学的联姻，使商家在销售活动中"卖得好更卖得精"……

　　社会对心理学的热情最终推动了学子们对心理学专业学习和选择心理学作为终身职业的热情。读者中有许多都是在校读书的学生，有高中生来信说，正是因为阅读了《心理学是什么》，他最终在高考时选择了心理学专业；有非心理学专业的大学生来信说，因为《心理学是什么》一书，使他们在毕业之际放弃了四年的专业学习，跨专业报考心理学专业的研究生。学生们在来信中不约而同地指出,心理学的蓬勃发展,使今日的心理学有了众多的分支学科,在面对异彩纷呈的心理学研究领域时,该选择心理学中的哪一个分支学科,作为自己一生的研究与追求呢?他们希望能有更进一步阐释心理学各分支学科的书籍,帮助他们在选择前,能了解、把握心理学各分支学科的研究框架和基本内容。所以,当从北京大学出版社杨书澜女士处得到组织写作这套心理学丛书的邀请时,我倍感高兴。可以说,正是读者的热情与执著,最终促成了这套心理学丛书的诞生。

我们知道,心理学,尤其现代心理学,研究内容非常广泛,涉及了社会生活的方方面面。因此,在社会生活的众多领域,我们都可以见到心理学家们活跃的身影。比如,在心理咨询中心、精神卫生中心以及医院的神经科,我们可以看到咨询心理学家或健康心理学家的身影,他们为那些需要帮助的人提供建议,解决他们的心理困惑,帮助来访者健康成长,对那些有比较严重心理疾病的患者,如强迫症、厌食症、抑郁症、焦虑症、广场恐怖症、精神分裂症等,则实施行为矫治或者药物治疗。除了给来访者提供以上帮助之外,他们也做一些研究性工作。在家庭、幼儿园和学校,儿童心理学家、发展心理学家和教育心理学家发挥着重要的作用。儿童心理学家、发展心理学家研究儿童与青少年身心发展的特征,特别是儿童的感知觉、智力、语言、认知及社会性和人格的发展,从而指导教师和家长更好地帮助孩子成长,并给孩子提供学习上、情感上的帮助和支持;教育心理学家研究学生是如何学习,教师应该怎样教学,教师如何才能把知识充分地传授给学生,以及如何针对不同的课程设计不同的授课方式等等。心理学的研究与应用领域很多很多,如军事、工业、经济等等,凡是有人的地方就有心理学的用武之地,可以说,心理学的研究,涵盖了人的各个活动层面,迄今为止,还没有哪一门学科有这么大的研究和应用范围。美国心理学会(APA)的分支机构就有50多个,每个机构都代表着心理学一个特定的研究与应用领域。在本套丛书中,我们首先选取了几门目前在我国心理学高等教育中被认为是心理学基础课程或专业必修课程的心理学分支学科,比如普通心理学、实验心理学、发展心理学、心理测量、人格心理学、教育心理学等。其次,选取了几门目前社会特别需求或特别热门的心理学分支学科,比如咨询心理学、健康心理学、管理心理学、儿童心理学等。我们希望,能在以后的更新和修订中,不断地把新的心理学分支研究领域补充介绍给大家。

　　本套丛书仍然努力沿袭《心理学是什么》一书的写作风格,即试图从人人熟悉的生活现象入手,用通俗的语言引出相关的心理学分支学科的研究与应用,让读者看得见摸得着,并将该研究领域的心理学原理与自己的内心经验互相印证,使读者在轻松阅读中,把握心理学各分支研究领域的基本框架与精髓。

　　岁月匆匆,当各个作者终于完成书稿,可以围坐在一起悠然喝杯茶时,大家仍然不能释然,写作期间所感受到的惶然与忐忑,仍然困扰着我们:怎样理解心理学各分支学科?以什么样的方式来叙述各心理学分支学科的理论流派和各种心理现象,以使读者对该分支学科有更为准确的理解和把握?该用什么样的写作体例,并对心理学各分支学科的内容体系进行怎样的合理取舍,对读者了解和理解该分支心理学才是最科学、最方便的?尽管我们在各方面作了努力,但我们仍然不敢说,本套丛书的取舍和阐释是很准确的。正如我在《心理学是什么》一书的前言中写到的:"既然是书,自有体系,人就是一个宇宙，有关人的发现不是用一个体系能够描述的，我们只希望这是读者所见的有关心理学现象和理论介绍的独特体系。"

交流与指正，可以使我们学识长进，人生获益。我们热切地盼望着学界同仁和读者的批评与指教。同时我也要感谢北京大学杨书澜女士和魏冬峰女士的支持与智慧，正是她们敦促了该套丛书的出版，并认真审阅和提供了宝贵的修改意见。

最后我要感谢参与写作这套丛书的所有年轻的心理学工作者们，正是他们辛勤的工作和智慧，才使这些心理学的分支学科有了一个向大众阐释的机会。

崔丽娟

2007 金秋于丽娃河畔

CONTENTS

目 录

总序 / 001

第一章 什么是健康 / 001
    一、甲方乙方："健康"的概念之争 / 001
    二、"健康"模式 PK：生物医学模式 VS. 生物
        心理社会模式 / 004
    小测试　你是否拥有健康的生活形态？ / 009

第二章 什么是健康心理学 / 011
    一、健康心理学——一门关注全方位的学科 / 011
    二、一路走来：健康心理学的发展 / 013
    三、健康心理学的兄弟姐妹 / 016
    小知识　健康心理学成为独立专业必须经历的八个步骤 / 025

第三章 走近健康心理学家 / 027
    一、健康心理学家做些什么 / 028
    二、健康心理学家的喜与忧 / 030
    三、谁能成为健康心理学家 / 032

第四章 八仙过海：健康心理学的研究方法 / 035
    一、心理学的研究方法 / 035
    二、流行病学的研究方法 / 041
    三、其他 / 046

第五章 健康心理学治疗和干预的技术有哪些？ / 048
    一、神奇的"药"：安慰剂 / 048
    二、知而后行：认知疗法 / 056
    三、强化的神效：行为疗法 / 062
    四、药物疗法：广泛认可却非万全之策 / 069

第六章 健康杀手：哪些行为威胁着你的健康？ / 072
    一、应激与健康 / 072
    小测试　工作压力自测 / 082
    小测试　你的应激过度么？ / 101
    小知识　21世纪的妇女及其面临的压力 / 102
    二、吸烟：召唤疾病的行为 / 103
    小知识　黑肺现象令吸烟人心惊
            吸烟多久会出现"黑肺" / 109
    小知识　香烟的主要成分 / 113
    三、酗酒：危险的放纵行为 / 118
    小测试　你的饮酒行为是否过度？ / 133
    四、吸毒：被动自杀的行为 / 134
    小知识　毒品的四种特性 / 146
    五、饮食：需要控制的行为 / 147
    小知识　世界卫生组织(WHO)公布的全球
            十大垃圾食物及其危害 / 153

小知识　你的体重标准么？/ 168

六、健康源于运动 / 170

第七章　健康杀手：几种与心理有关的疾病 / 183

一、人类健康的"头号杀手"：心血管疾病 / 183

小测试　你是 A 型行为的人么？（非专业问卷）/ 191

小知识　预防心血管疾病的行为策略 / 194

二、被死神"盯梢"的疾病：癌症 / 198

小知识　预防癌症重在饮食 / 203

小测试　你是癌症性格么？（非专业问卷）/ 209

三、世纪绝症：艾滋病 / 218

小知识　家庭生活接触和昆虫会传播艾滋病毒么？/ 226

小知识　世界艾滋病日 / 232

第八章　寻求健康行为的这些那些 / 235

一、不断发展的健康行为理论 / 237

二、使用健康服务 / 243

三、遵从医嘱的行为 / 251

参考文献 / 259

第一章 什么是健康

一、甲方乙方:"健康"的概念之争

英,女,22岁,公司职员。最近,英所在的公司组织体检,全身检查结果显示英除了体重偏瘦外,身体状况良好,这使她更加深信自己是健康的,尽管很多同事都劝诫她改变原有生活方式。

英是典型的"夜猫子",几乎每天都要"活动"到深夜,午夜钟声敲响后,还常常可以在酒吧、KTV、舞厅和茶餐厅看到英的身影。早上,英通常很晚起床,不吃早饭就直奔公司。因为一个人住,她平时的三餐也极不规律,泡面是她的饭,啤酒是她的饮料,摩尔烟是她的零食。此外,英还非常乐忠于减肥,她试过很多减肥药,有时故意让自己饿几顿,有时甚至还把刚吃进去的东西抠出来。

英认为,只要自己没有生病,就是健康的。

华，男，25岁，公司职员。华的生活规律，早起早睡，一日三餐定时定量，不喝酒也不抽烟，每天还运动半小时。因为总是拒绝烟酒，有些同事嘲笑他"不是男人"，但他却没有把这些话放在心上，他知道抽烟喝酒对健康有害，现在没有生病不代表自己就是健康的。生活在城市中的他还喜欢旅游，周末的时候，就去郊区走走；有长假的时候，就去游山玩水。华有很多朋友，平时他们互相打电话，有时也会聚在一起，聊聊开心的和不开心的事情。

华认为，健康是一个全方位、持久的、系统的、长期的概念，而不是只着眼于眼前的身体状况。

英代表的甲方：健康即没有生病

自从有"疾病"这一概念以来，直至今日，许多人都坚定不移地支持着英的观点，他们认为健康是一种感觉很好且没有生病的状态，它包括：（1）身体功能方面没有不好的客观信号，如血压高、心跳过速等；（2）没有主观的疾病或受伤的症状，如糖尿病、车祸受伤等。

现在，我们姑且不去评论这种观点是对是错，而是先来听听反方的意见。

华代表的乙方：健康是一种生理的、心理的及社会幸福的完全状态

20世纪初，以及比之更早的时间，人们的死亡大多是传染性疾病引起的。当时，人们认为大部分疾病是由于体内生物化学上的不平衡、伤害性物质或微生物侵入体内所致。因此，他们相信避免这些疾病是不可能的，所以个体对自己所生的病要负的责任相当有限。

但是，人们渐渐发现一些积极的预防措施，比如改善个人卫生习惯、补充营养以增加个体的抵抗力、改善公共卫生设施(如净化水质)等都有助于减少和控制疾病的传染。

20世纪中后期，随着预防措施和医疗手段的进步，传染性疾病引起的死亡率持续下降，而导致死亡的主要原因也开始从传染性疾病逐渐转变为慢性疾病，如心脏病、癌症、中风等，这些疾病都是与不健康行为和生活形态密切相关的（见下表）。另一方面，随着医疗费用的增加，一些政府，尤其是发达国家的政府开始意识到教育人们学习健康行为和生活形态，从而降低患病危险的重要性。

人类三大杀手的致病原因

疾病	致病原因
心脏病	抽烟、高血浆胆固醇量、缺乏运动、高血压、压力
癌症	抽烟、高酒精摄取量、高血浆胆固醇量、饮食、高血压、压力
中风	抽烟、高血浆胆固醇量、高血压、压力

1946年，联合国创立了世界卫生组织（WHO），并在其法令前言中对健康下了一个定义："健康是一种生理的、心理的及社会幸福的完全状态，而不仅是指没有生病。"这一定义清楚地肯定健康是一种正向的状态，是一个多维度的概念。比如一位积极乐观、受人欢迎、双腿残废的钢琴演奏家，他从生理的角度上说可能是有缺陷的，但是在心理和社会层面却是健康的。

世界卫生组织提出的健康的 10 条标准

	健康的标准
1	充沛的精力,能从容不迫地担负日常生活和繁重的工作而不感到过分紧张和疲劳。
2	处世乐观,态度积极,乐于承担责任,事无大小,不挑剔。
3	善于休息,睡眠好。
4	应变能力强,适应外界环境中的各种变化。
5	能够抵御一般感冒和传染病。
6	体重适当,身体匀称,站立时头、肩位置协调。
7	眼睛明亮,反应敏捷,眼睑不发炎。
8	牙齿清洁,无龋齿,不疼痛,牙颜色正常,无出血现象。
9	头发有光泽,无头屑。
10	肌肉丰满,皮肤有弹性。

请思考：在听了双方的观点后,你更同意谁的观点呢？你认为英和华谁更健康呢？你认为那些身体没有异样感觉,但癌细胞已经在其体内繁衍生长的人健康么？

二、"健康"模式 PK：生物医学模式 VS. 生物心理社会模式

生物医学模式

生物医学模式是在 18、19 世纪,随着科学与医学知识迅速发展而提出的一种健康模式。

当时,科学家借助尸体解剖技术和显微镜,了解了身体运作的内在基础,从而发现疾病或身体的病症是由于受伤、生物化学上的不平衡、病原体、微生物（如细菌和病毒）感染,或者诸如此类的生理方面的因素所造成。因此,这一模式认为大多数疾病是可以治愈的。

生物医学模式在 19 世纪到 20 世纪中期都被广泛接受，至今也有不少人认同这种观点，我们在一开始提到的英就是其中的一个。这一模式的产生和发展，无论从历史的角度还是从现实角度来看，都曾是一个巨大的进步，它促使了合成药物及医疗技术的飞速发展，甚至在当前和未来的医学发展中仍将起到重大作用。

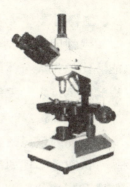

显微镜

但是，生物医学模式不能对某些功能性和心因性疾病给出完整的解释。因为，人不是一个单纯的生物有机体，人同时还是一个有意识、有思想、有情感、有丰富的内心世界、从事创造性劳动并过着社会生活的社会成员。从系统论的观点来看，不能只从个体的躯体方面探讨个体的健康与疾病，还要看到一个人在生育、成熟、生活过程中家庭、社会、民族、文化等方面的影响。

生物心理社会模式

20 世纪后期，随着疾病形态的改变（由感染性疾病转变为与不健康行为和生活形态相关的慢性疾病）及其带来的一系列问题，一些医生、心理学家及社会学家开始向生物医学模式提出质疑。他们承认生物医学模式给疾病的治疗带来了很大的进步，但同时他们质疑这一模式对健康的狭隘定义。

在此基础上，他们提出了生物心理社会模式。这一模式认为躯体、心理和社会三方面的合力，共同影响着人们对疾病的易感性、治疗疾病的成败和维护健康的成功性。

生物因素

生物因素包括我们得自父母的遗传以及个人的生理功能。比如先天身体结构上的缺陷、后天身体结构的损伤、对疾病的抵抗力、免疫力、对花粉、灰尘等的敏感性，等等。

心理因素

心理因素包括个人的认知、情绪与动机。

认知是心理的活动。我们可以用一个例子来说明认知对健康和疾病的影响：如果一个人强烈地相信"如果没有我所享受的食物，生命便没有意义"，并因此而认为烟是他所享受的东西，他就不可能为了避免患癌症或心脏病而戒烟。

情绪是主观的体验，影响认知、行为及生理等因素，同时也受这些因素的影响。情绪与健康、疾病在很多方面有联系，比如拥有正向情绪的人比那些有负向情绪的人能更快地从疾病中复原。另外，情绪在人们决定寻求治疗时也很重要，害怕牙医的人除非万不得已，否则会尽可能避免寻求牙医的治疗。

动机可以解释为什么人们开始某些行动、选择其方向并坚持下去。比如父母可能会为了避免自己的孩子因吸二手烟而得病，选择戒烟。

社会因素

人是社会的人，我们每个人都与自己之外的他人发生联系。当我们与他人互动时，我们影响着他人，同时也被影响着。社会的概念远大于我们所遇到或认识的人，它包含了各个层面，从家庭到我们生活的社区，直至我们所在的大社会。

那么，社会因素是如何与人的健康相联系的呢？

对大多数人来说，最亲密而持续的社会关系发生在家庭内部。孩子们从父母、兄弟、姐妹那里学到很多有关健康的行为、态度和信念，比如多吃蔬菜、规律的一日三餐、运动等等。

我们的社区包括朋友、邻居、同学、同事，以及其他我们所能遇到的人。我们与他们的关系是相对直接而且相互影响的。比如一些青少年抽烟是想得到朋友们的认可，或是想在异性面前表现得很"酷"。

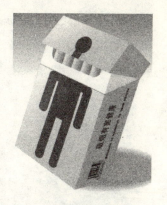

公益广告大赛个人组银鼎奖：吸烟有害健康
作者：深圳市 肖飞

另外，从一个相当广的层面上说，我们的社会借着提倡文化中的某些价值观来影响个人的健康。比如，用电视、网络、报纸等媒体反映酒后不能驾车、吸烟有害健康等价值观。

生物、心理和社会因素整合在一起，形成一个动态的、有层次的系统（如图）。系统的概念将较小而较简单的系统放到较大而较复杂的系统之中，它们之间相互影响，比如我们之前提到的个人会受到家庭影响，反过来，个人的一些行为也会对家庭和社区产生影响。

为了更好地说明这三者之间的关系，我们来看一个例子：

小宝是一个小胖墩儿，但他的父母体重都比较正常。小宝肥胖的原因主要是他的饮食问题。小时候，他经常又哭又闹，父母为了安抚他，就给他糖果吃，这种方法非常灵验。小宝的父母一直认为，胖胖的小孩才健康，所以也一直没有注意到实际上小宝已经太胖了。因为小宝太胖，所以非常容易疲倦，也不爱运动。他喜欢坐在沙发上，边吃饼干和薯片边看电视，因为这样不需要太多活动，累了还可以直接睡觉。此外,他看的动画片中插播的广告,又使他的饮食问题更严重,因为广告中促销零食和甜食,每次看了他都忍不住要妈妈去给他买。

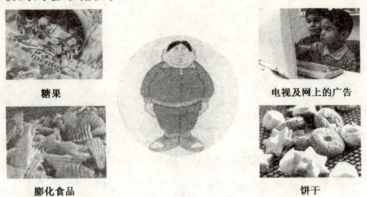

糖果　　　　　　　　　　　　　电视及网上的广告

膨化食品　　　　　　　　　　　饼干

从上面这个例子中,我们不难看出有很多不同而互相影响的生物心理社会系统会导致人的健康问题。

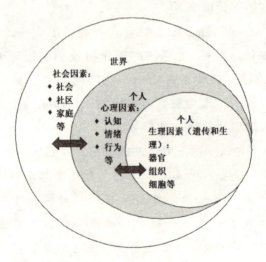

生物心理社会模式中系统的相互影响图

显而易见,在这一场 PK 中,无疑是生物心理社会模式胜出。

小测试

你是否拥有健康的生活形态？

这个小测验将评估你生活形态的 9 个方面。如果某个句子的描述符合你日常生活习惯，就在这个句子前面的方框中打勾。请诚实地回答问题，并在 1—2 分钟内完成所有的题目。

☐ 我每天睡 7—8 个小时。
☐ 我几乎每天都吃早餐。
☐ 我三餐规律，而且很少在两餐之间吃零食。
☐ 我的体重不低于标准体重的 10%，不高于 20%
（体重除以身高的平方，kg/m^2，国际上认为正常的体重在 18—25 之间）
☐ 我从不抽烟。
☐ 我很少喝酒或只喝适量的低度酒。
☐ 我进行规律性的锻炼并保持适合自身身体状况的运动量。
☐ 我的生活态度乐观。
☐ 我有良好的人际网络。

如果你共有 7 个以上的勾，表示你的生活形态非常好。

这一测验中提到的 9 种生活习惯适用于各种年龄的人，特别适用于身体功能处于下降阶段的人。若能遵循上述 9 种习惯去生活，那么将会使你终身受益。一般来说，年龄超过 55 岁的人如果能按上述的 7—9 种习惯去生活，将比仅仅遵循 3 种或更少的习惯生活的人长寿

7—10年。

  这一测验的原型是美国加州大学公共健康系莱斯特·布莱斯诺博士的一项研究。他对约7 000名11—75岁的不同阶层、不同生活方式的男女居民进行了为期9年的研究。结果证实,人们的日常生活方式对身体健康的影响远远超过所有药物的影响。

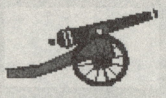

"基因给枪上膛,是生活方式扣动了扳机"

第二章 什么是健康心理学

一、健康心理学
——一门关注全方位的学科

美国心理学会第 38 分支——健康心理学的首任主席 Joseph Martarazzo 将健康心理学定义为：健康心理学包含关于健康的促进与维持、疾病的预防和治疗，辨认与健康、疾病和功能失调相关的病源和诊断，以及分析与改进健康医护系统与健康政策的制定等问题的心理学范围的研究，它是心理学中有关教育、科学、专业贡献的集合体。

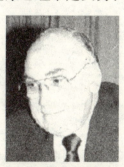

健康心理学分支的首任主席：Joseph Martarazzo

从这一定义中，我们可以得出以下几个结论：

一，健康心理学主要针对研究的是和身体健康有关的问题，而非精神健康。

二，健康心理学强调提升和维持健康。随着危险行为和生活方式成为人类患病和过早死亡的主要原因，随着医疗卫生保健费用的与日俱增，健康促进领域的一个共同主题就是改变人们的生活方式。由于健康行为是与情感与动机、态度与信念、奖赏与惩罚等诸多因素有关的，因此，心理学家可以从专业的角度进行研究、提出理论以及干预的方法。

三，健康心理学应当为疾病的预防和治疗作出自己的贡献。心理学的原理已经有效地用于防止疾病，比如降低患高血压、心脏病以及中风的危险性。同样的，行为、认知和态度因素对病人接受治疗、康复和遵循医嘱等都会产生影响。甚至对于一些已经非常严重的病人来说，受过临床训练的心理学家可以帮助他们改善目前的状况，制定恢复健康的计划。

四，健康心理学家应当在辨认和诊断致病原因方面作研究。健康心理学家可以研究生理和知觉的过程，并运用到诊断人的诸如视觉、听觉方面的问题；健康心理学家也可以通过研究人的生活形态、性格、情绪等心理因素对疾病的影响来降低人们得病的几率；另外，健康心理学家还可以研究心理社会压力所引起的功能失调等。

五，健康心理学致力于改善健康医疗保障系统，促进健康政策的制定。探索人们如何受到医院、疗养院、医疗人员或者医疗费用的影响。健康心理学家可以运用所获得的知识，提出改进的建议，帮助医生和护士们更好、更及时地了解病人的需求，从而适时地提供符合病人需求的服务，使医疗系统照顾到那些原本无法得到医疗的人。目前，健康心理学家已经参与了一些地方、国家和国际政策制定的工作。

这一概念的重要性在于健康心理学把关注的范围扩大到

有关健康问题的整个社会系统，如人们的生活方式和价值观，健康管理的、社会的、政治的、经济的环境，医生和健康管理者的教育培训等。

二、一路走来：健康心理学的发展

美国：健康心理学的先驱

健康心理学作为一门学科首先受到预防医学界的重视，它是在生物医学模式向生物心理社会模式转化的形势下出现的。美国从节约医疗保健经费开支、降低发病率的目的出发，率先开始了对健康心理学的研究。

1969年，威廉·叔费尔德（William Schofield）在为美国心理学会董事会准备的论文《心理学在健康服务领域中的作用》中指出，1966—1967年《心理学摘要》杂志上所刊登的论文中，传统的精神健康研究以外的论文仅占19%，并主张必须进行超越传统精神健康的健康心理学，这篇文章引起了众多学者的赞同和支持。

1976年，美国心理学会讨论了心理学在人类健康中的重要作用，除了强调心理学在心理卫生中的作用外，还指出心理学应当研究有损人类健康或导致疾患的心理与社会行为因素，探讨预防和矫正不良行为以及帮助人们学会应付心理社会的紧张刺激。随后，成立了一个由心理学家组成的健康研究特别工作小组，由叔费尔德亲自担任负责人，进行了多年的研究，并向美国心理学会提交了报告书，报告中提议今后美国心理学会也应该推进关于健康的心理学研究，而且有必要在大学研究生院设置有关课程。报告指出心理学领域中的各个领域都能促进我们了解人们容易感染生理疾病这一现象背后的重要行为，即对疾病的适应行为和预防的动机行为等重要行为的了解。这一报告是推动美国心理学会中成立健康心理学分支的重要因素。

1978年，在多伦多召开的美国心理学大会上，400多人签名认为有必要设立新的分会，因此，健康心理学分会正式成为美国心理学会的第38分会，它是"为对医学及心理学接触面有兴趣（或在其中工作）的心理学家所建立的一个科学的、教育的及专业的组织"。

1982年，《健康心理学学刊（Health Psychology）》出版，成为这一分支的正式期刊，两年后由季刊发展成为双月刊。目前，该刊物的发行量在美国心理学会所有期刊中排名第二。此外，健康心理学会还有一份会员刊物《健康心理学家》(The Health Psychologist，季刊)。

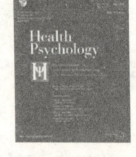

健康心理学分支的正式期刊：《健康心理学学刊》

截至2005年10月，健康心理学分会已经有2 603名会员（在APA55个分支中名列第九），并有专门的网站。

实践表明，美国的健康心理学在与相关学科协同合作的过程中，已经并将会越来越显示出其造福人类的重要作用。比如美国通过健康心理学家与各界人士的共同努力，青少年吸烟者的比率已明显下降，成人的吸烟率比20年前下降了12%，从而在一定程度上缓解了因吸烟致病致死的这一尖锐社会问题。

此外，健康心理学分会成立以来，健康心理学在教育和培训领域都得到了长足的发展。仅1980年，就有约40项博士项目立项。1990 年的一项调查认为,健康心理学在专业心理学的临床和研究培训中,已经成为一个重要组成部分。1997 年,美国心理学会代表理事会正式承认临床健康心理学成为一个专业。

中国：起步中的健康心理学

中国的健康心理学研究起步较晚,但这方面的思想讨论却源远流长,可以说,健康与社会和谐、心理平衡的关系很早就引起了古代大师们的关注。早在先秦《吕氏春秋》中就记载着："百病怒起"。我国现存最早的医学典籍之一《黄帝内经》中强调"圣人不治已乱、治未乱,不治已病、治未病",认为"恬淡虚无,真气从之,精神内守,病安从来",提出"怒伤肝、喜伤心、思伤脾、忧伤肺、恐伤肾"。这其中都包含了丰富的健康心理学思想。可以说,在明清以前我国对这一问题的思考讨论一直走在世界各国的前列。但可惜的

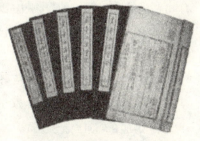

黄帝内经

是,研究的理论体系一直没有脱离《黄帝内经》的窠臼。

在中国,健康心理学作为一门学科的讨论只有不到 20 年的历史。我国从 1987 年开始,精神病学界陆续创办了《中国心理卫生》、《临床心理学》、《健康心理学》等学术杂志。医学、心理学、教育学和社会学界的各类专家也开始云集健康心理学研究领域,并取得了一些研究成果。但总的来说,中国的健康心理学虽已日益受到医学界和心理学界的重视,但作为独立的学科,还没有完全形成。

其他国家健康心理学的发展

由于健康心理学的研究及其工作实践与人类健康的各种问题紧密相连，甚至直接关系到社会的进步与个人的幸福，所以这一学科在美国建立后，短短几年里就在世界各地获得了迅速的发展。

如今在欧洲不仅已成立欧洲健康心理学会，比利时、德国、英国、荷兰等许多国家也都建立了为数众多的国立健康心理学机构。近年来，澳大利亚政府直接提供研究资金开展健康行为和健康教育的工作。在南美和北美各国已制定出公众健康法规。一些发展中国家也已制定出有关计划。

健康心理学作为一门年轻的学科正不断发展和逐步完善。同时，它也面临着许多需要进一步探讨和改善的问题。例如，如何在不同的学科中汲取有益于维护和促进人类健康的方法和手段；如何与社会各有关方面进行有成效的合作，从而实现为社会培训"健康人"(没有身体疾患，而且有完整的生理心理状态与良好的社会适应能力)的目标；探寻和确定培养健康心理学家的正确途径与恰当标准；建立和健全相应的工作制度等等。

三、健康心理学的兄弟姐妹

健康心理学是一门跨学科性很强的综合学科。在心理学内部，健康心理学和各学科之间有诸多联系，如普通心理学、发展心理学、社会心理学、教育心理学、人格心理学、实验心理学、心理统计与测量等都是健康心理学的基础，而变态心理学、康复心理学、心理药物学等都是健康心理学的具体分支。此外，健康心理学也与外部的社会科学、医学、健康学等有着众多的联系(如下图)。

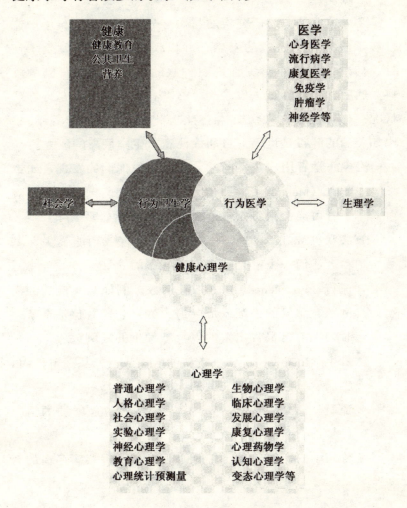

健康心理学和其他健康相关领域的关系

下面,我们来探讨其中一些学科和健康心理学之间的区别、共同点,以及这些学科对健康心理学形成与发展的贡献。

流行病学

流行病学是一门研究疾病与伤害分布与频率的科学。流行病学研究确定疾病的发生,并以疾病或伤害是发生于何时、何地、何种年龄、性别、种族的方式来组织得到的资料。然后,他们尝试去发现为什么某些疾病的分布是现在的状况。你可能曾在大众媒体上看过流行病学者的研究结果,比如美国的硅谷是世界上自闭症儿童出生率最高的地方。

流行病学者用一些不同的名词来描述他们的发现,如:

- 死亡(Motality)——指大比例的死亡。例如,流行病学者可能会报告女性心脏病患者的死亡率下降。
- 病状(Morbidity)——指疾病、伤害或功能丧失,基本上任何一个都是远离安适状态的。
- 流行(Prevalence)——指病例数,例如某一疾病的病例数、感染的人数或危险群人数。它同时包括在某一时刻先前已报告出来的以及新发生的病例数。
- 发生(Incidence)——指新的病例数,如某一事件内,生病、感染或功能失调的人数。
- 流行性(Epidemic)——指发生疾病急速增加的情况(通常是指传染病)

流行病学的研究有助于健康心理学家了解疾病存在的背景。

心身医学

心身医学强调生理疾病有情绪和心理层面的成分,并且认为心理及身体(或生理)因素的交互作用导致疾病的产生。这种认为心理及情绪因素对生理失调有影响的主张有着悠久的历史。

在前一部分，我们已经提到中国早在吕氏春秋时期就已提出"百病怒起"，在《黄帝内经》中也提到"怒伤肝、喜伤心、思伤脾、忧伤肺、恐伤肾"。希腊有一位叫 Gaub 的医生也在 1747 年就提出："强壮的身体变得病了或有病的身体恢复的原因，经常依赖于心情和精神。"

对心身医学的研究始于 Walter Cannon（1932），他从生理改变伴随情绪变化的研究中发现，情绪可以导致生理的改变，并可能导致疾病。基于这一发现，Helen Flanders Dunbar(1943) 提出习惯反应（habitual responses）的主张，认为人格与疾病有关。

Franz Alexander 为后人提供了最完整的理论，形成了心身医学的许多核心假说。他的理论中明确陈述到，慢性情感性变化迟早会导致身体功能的改变，最终引起躯体疾病。

1977 年，Lipowski 试图描绘出心身疗法的一般框架图，他认为心身医学研究健康和疾病的生物、心理和社会因子的相互作用，这三类因子联合作用，决定着疾病的发生时间、过程和结局，因此描绘出了疾病的多病因论；此外，他还认为心身医学应当强调在医疗实践中采用综合处理（生理、心理、社会）的方式。

这些接受心身症观点的医生在现代医学中最早接受生物心理社会模式，并要求推广这一模式。从 Lipowski 的定义来看，心身医学可以是健康心理学的姐妹学科，因为她们共享健康心理学的兴趣和假设。

但是，根据 McHugh 和 Vallis(1986)的观点，他们承认心身医学是医学界中的革新运动，但心身医学对于心身症的看法并不符合研究者们所强调的心理及社会因素。这些研究者认为心身医学是精神医学的领域，是医学的分支。因此，心身医学运动并没有达到其具体目标，疾病的生理和心理层面并未得到完全的整合，而心身医学运动已经涵盖在行为医学的领域之下。

行为医学

行为医学是在行为科学和医学高度发展的基础上，在健康模式从生物医学模式向生物心理社会模式转变的背景下，在科学体系发生激烈变化、学科出现高度分化和高度综合的历史条件下，在20世纪60年代末、70年代初逐步形成和发展起来的学科。

当时，一些从事生物医学基础和临床的工作者在实践中逐渐感到自身的局限，并认识到以下问题：

◇ 生物因素致病经常不是第一或唯一的因素；
◇ 发病机制也不是线性因果关系，除了体内各种生物机制的相互作用外，外界的各类刺激因素(包括环境、社会、人际关系等)不可避免地介入进来，影响疾病的转变；
◇ 同样的生物治疗方法对同种疾病患者的治疗效果可能大不相同，原因之一是医生本身行为的影响；
◇ 生活习惯和某些疾病有统计学意义上的关系，特别是慢性退行性病变等等。

于是，在这一背景下，美国的生物反馈专家布克(Birk)在1967年率先提出了"行为医学"一词。他应用生物反馈技术研究哮喘、癫痫、紧张性头痛等疾病的治疗问题，取得了很好的效果。而生物反馈本质上是一种借助仪器自我观察、自我调控的行为技术。

1977年，美国耶鲁大学召开了首次行为医学大会，会议深入讨论了行为医学的工作定义，最后将行为医学定义为"研究如何发展有关健康和疾病的行为科学技术和生物医学科学知识、技术，并把这些知识和技术应用于疾病的预防、诊断、治疗和康复的交叉性科学"。

通过这个定义，我们可以初步了解到，行为医学是整合行为科学和生理医学科学有关的各个学科的知识和技术，如医学、营养学、心理学、社会学、流行病学、人类学、教育学等方面的知识，来研究解决人类疾病和健康等问题的学科。它的目标是促进疾病的预防、诊断、治疗和康复。

1978年，行为医学耶鲁委员会创立了《行为医学杂志》(Journal of Behavior Medicine)，并于1980年成立了行为医学研究院。美国国立卫生院也设立了行为医学研究部，争取到了大量的政府资助。1982年Pomerlean和Brady等人筹建了行为医学学会，作为行为医学的专业学术机构。之后，《行为医学》、《行为医学摘要》等专业杂志也相继创刊，很多大学开设了行为医学的课程，一些学校有了培养硕士和博士学位的专业研究生项目，行为医学的概念开始向世界各国传播，并得到了积极的回应。

中国的行为医学学会1989年由中华医学会常务理事会批准成立，1990年10月成立了中华医学会行为医学分会第一届委员会。1992年学会创办了《中国行为医学杂志》，后改名为《中国行为医学科学》，部分省市也相应成立分会与协作组，并召开了多次学术研讨会。

目前，行为医学的任务主要是：

◇ 研究导致疾病行为模式和环境刺激的行为反应

◇ 改善医务人员的行为和工作方法，促进病人正常行为

◇ 研究、治疗行为疾病

◇ 纠正不良的行为表现

由此可见,健康心理学与行为医学相比,关注的范围更大、更全面,健康心理学把问题的研究置于整个有关健康问题的社会系统。另外,健康心理学比行为医学具有更强的学科专业性。

医学心理学

医学心理学是研究医学领域中的心理学问题,研究心理因素在人体健康和疾病及其相互转化过程中所起作用的规律。它兼有心理学和医学的特点,是把心理学和医学相结合的一门交叉学科,同时也是一门重要的临床应用学科。

医学心理学的任务是:

◇ 研究心理社会因素在疾病发生、发展和变化过程中起作用的规律

◇ 研究心理因素特别是情绪因素对身体各器官生理、生化功能的影响

◇ 研究人的个性心理特征在疾病发生和康复中的作用

◇ 研究如何通过人的高级心理机能,认知、支配或调节自身的生理机能,以达到治病、防病和养生保健的目的。

医学心理学的兴起在心理学和医学之间架起了一座桥梁;在理论观念上彻底动摇了生物医学模式的理论根基,提供了心理科学的研究方法和技术,以及对人的心理和行为进行评价和干预的手段,提高了医学研究的科学水平和医疗服务的质量。

医学心理学的历史可以溯源于古代心身关系的辩证认

识。在中国古代的医学和哲学论著，以及古希腊的柏拉图、亚里士多德、希波克拉底等人的著作中，都有不少有关精神与躯体相互作用以及强调心理治疗和医患关系等问题的论述。

1852年德国哥顿挺大学哲学教授洛采（B.H.Lotze）编写了历史上第一部以"医学心理学"命名的专著，它标志着现代医学心理学的兴起。洛采继承和发展了费希纳关于心身一致的思想，着重论述了健康、疾病与"心理生活"的关系。但是他的哲学观点是形而上学的，因而他的心理学也是形而上学的心理学，因此在理论上影响不大。

1867年，德国学者冯特（William Wundt）在其《医学物理学手册》中讨论了运用实验方法研究人在医疗过程中的心理学问题。后来，冯特的学生卡特尔和威特默将其学说传入美国，并使之迅速发展。

20世纪初，人们渐渐意识到，当人遇到未知的疾病或面对身体出现的症状时，通常会忍受着害怕或焦虑的痛苦，他们也许不知道该如何表达他们的感觉，而医生也只是全神贯注地把注意力放在虚弱的身体和疾病本身，而忽略了一个真正的人有时承受心理上的痛苦远比躯体的痛苦多。于是，医学院校试图将临床治疗中的心理学成分引进到医学领域，心理学工作者开始参与医学临床领域的服务和研究。

现代医学心理学强调从整体上认识和掌握人类的健康和疾病问题，主张把人看作是自然机体与社会实体相统一的存在物，是物质运动与精神活动相结合的统一体。人的心理和行为都与个人的遗传素质、发展成长和外界影响、教育训练分不开，人的个人经历则是一个与群体交往的互动过程。因此，必须从主体与环境的相互作用中认识人类的健康和疾病，安排治疗与保健措施，明确一切疾病过程在时间和空间上都表现出心理过程与生理过程的相互作用。

医学心理学的研究内容相当广泛。它涉及个体成长的全过程，即从新生命的形成孕育，到幼儿的早期培养训练以及少年与青年时期的心身教育与行为指导，从各个年龄阶段的心身保健直到老年期的康乐长寿等等。它还涉及健康与疾病的相互转化过程，从病因分析、疾病诊断、治疗护理到康复、预防保健、咨询等等。

医学心理学主要探讨心理因素(精神因素)引起躯体疾病的中介机制；脑组织损伤、内分泌失调或躯体疾患造成心理变异的分析和心理诊断；人格特征在罹患各种疾病以及康复过程中的作用；心理治疗的合理安排和疗效鉴定；各年龄阶段上的心理卫生的推广和探讨；心理护理和心理咨询的实施；医学心理学与其他学科的协调和合作。

可惜的是，目前没有一致的意见可以将医学心理学与行为医学的概念区分开来，而健康心理学是作为心理学和行为医学在公共卫生学和预防医学具体应用的过程中产生并发展出来的，所以人们常常把医学心理学、行为医学、健康心理学三个术语相混淆。

医学社会学

医学社会学是社会学的一个分支。医学社会学家研究与健康有关的许多议题，包括社会关系对疾病分布的影响、文化及社会对疾病的反映、社会经济因素对使用健康医护的影响，以及医院服务于医疗执业的组织方式。

1902年，有个名叫 Elizabeth Blackwell 的医生在他有关社会工作和公共卫生文集里第一次应用了"医学社会学"这一术语。几年后，James P. Warbasee 在他的书籍《医学社会学》中预见到健康教育的兴起。

1910年，几个社会工作者与医生一起在美国公共卫生协会里组织了一个短期的社会学讨论班，因为当时在社会学家中缺乏足够的证据支持，这个学科分支在1921年又被取消了。

后来，医学社会学向两个方向发展，一是社会学家们试图澄清有关保健、医疗和医学执业的诸多社会背景问题，另一组社会学家则实际上开始变成医学院校的职工，他们开始传授或从事有关疾病的病因和分布以及影响健康和疾病的态度与行为因素等领域的研究。而健康教育是医学社会学最关注的问题之一。

医学社会学的来自于社会学的知识给予我们较宽广的视野及对个人所生存的社会环境的描述。

小 知 识

健康心理学成为独立专业必须经历的八个步骤

健康心理学会的第一任会长 Martarazzo 提出，健康心理学要成为一个独立的专业，必须经历八个步骤：

- ◆ 创立自己国内及国际的协会
- ◆ 发展属于自己的期刊
- ◆ 得到在心理学其他不同领域中学者们的认同
- ◆ 有别于临床及其他心理学领域，专门针对健康心理学的博士后训练
- ◆ 让国家健康机构及其他国家机构承认健康心理

学是一个独立存在的学科
- 在医学院、公共卫生学院、大学及医院中成立健康心理学系或部门
- 让其他心理学家及合法的专家接受健康心理学家是有别于临床及其他心理学家的专家
- 由美国专业心理学委员会表明并指定执照委员会同意健康心理学是一个独立的专业

第三章 走近健康心理学家

　　珍妮是一位健康心理学家。通常，她早上八点开始工作。今天，她和一位经诊断患有癌症的病人有一个约两个小时的会面。这位患者是一位年轻的妇女，她在心理上不能接受自己患有癌症。她的态度非常消极，认为自己的未来没有一丝希望。珍妮需要帮助这位癌症患者调整心态，从一个较为积极的角度去看待未来。因为，统计数据显示好的心态可以帮助患者更快地康复，并找到更好的解决及应对问题的策略。因此，珍妮希望用这两个小时的时间帮助这位癌症患者逐渐认识到虽然她的身体病了，但是她可以用自己的健康精神和意志与癌症战斗。此外，珍妮还希望让她认识到她的家人、朋友都希望她能够坚强起来，她们永远无条件地支持她。

一、健康心理学家做些什么

健康心理学家是研究生理、行为和社会因素对人类健康和疾病的影响规律的心理学者。在当代的研究和医学环境中,健康心理学家和其他许多健康护理的专业人员(如内科医生、牙科医生、护士、营养学家、社会工作者、药物学家、牧师等)一起研究,并提供临床诊断和治疗服务。有的健康心理学家把研究焦点放在通过临床干预进行疾病的预防,从而促进健康,减少人们患病的危险;有的健康心理学家把提供临床服务作为他们职责的一部分;还有许多健康心理学家在非临床的领域工作,主要从事健康心理学的教育和研究。

临床活动

健康心理学家可以在评估、诊断和治疗方面提供直接或间接的服务。

当医学专家需要咨询有关病人在焦虑、压力方面的信息,以便制定治疗计划时,健康心理学家可以提供评估和诊断方面的间接服务。健康心理学家采用的评估的方法通常包括认知行为评估、生理心理社会评估、临床会诊、人口统计学调查、自评问卷和投射人格测验,以及其他科学的临床评估。

有的时候,健康心理学家也直接参与治疗和干预活动。通常,健康心理学的干预聚焦于通过提升应对能力、增强社会支持来缓解压力对个体的影响。比如他们可以开展帮助病人应对疼痛的项目,向健康的人教授预防性的健康行为,或者为死去亲人的人们提供心理支持。健康心理学家采用治疗和干预的方法有疼痛管理、放松疗法、生物反馈疗法、关于健康和生病过程的心理学教育、应对疾病的方法、认知行为疗法以及其他心理疗法。干预的形式包括个体干预和团体干预。

研究

1949年提出的Boulder模式认为，健康心理学家应该被训练成为科学家兼实践家，他们应该同时掌握人类行为的基础学以及提出假说和检验假说的能力。

健康心理学家与大多数心理学家一样要应用方法学和统计工具。所不同的是，他们关心的方向和传统的心理学有所不同。健康心理学家感兴趣的变量包括一些复杂的生物医学和社会心理变量，关注有关疾病的分布和病因方面的问题。

目前，健康心理学家在很多研究中都处于前沿位置，比如把生物心理社会模式运用于艾滋病、肿瘤、身心疾病、药物依赖、健康促进，心理、社会、文化因素对糖尿病、癌症、高血压、冠心病、慢性疼痛、失眠等大量特定疾病的影响，等等。健康心理学家的研究领域有：疾病的产生和发展、帮助个体学习健康的生活方式，预防疾病的方法、治愈生理疾病的疗法、帮助人们应对和减少压力和疼痛的有效办法，关于免疫力系统运作的生物心理社会联系，以及有严重健康问题的病人的心理调适，等等。

教育

健康心理学家在大学院校、医学院、公共卫生学校从事了大量的教学工作。比如，训练护士，教她们用行为改变的方法帮助和指导病人正确对待疾病等。这些工作被证明是很有价值的,它从社会心理因素角度揭示了医疗服务人员和病人之间相互作用的规律,从而为卫生服务活动提供了有用的信息。

此外,健康心理学家的教育活动还走向了社区,他们倡导人们改变不良行为和不健康的生活形态。他们不懈地在各种社区保健机构中工作,教育人们改变危害健康的行为(如吸烟、酗酒等危险行为)。另外,健康心理学家还帮助人们设计和开展了许多有关处理应激、培养良好生活方式、远离毒品,以及减少心脏病危险等的项目。

同时健康心理学家还深入政府机构,为政府的政策制定提供有效信息,为预防疾病和维护健康的项目作出了巨大的努力。

二、健康心理学家的喜与忧

成为一个健康心理学家有其有价值的一面,也有让人有挫败感的一面。因此,在选择成为健康心理学家前,必须再三考虑。

健康心理学家的喜

- ◇ **帮助他人**:当你成功地帮助他人应对疾病的时候,所实现的价值是巨大的。实际上,一个健康心理学家可以挽救人的生命。
- ◇ **促进健康**:通过健康促进,健康心理学家可以教育人们如何更有效地照顾好自己。因此,健康心理学家可以减少人们患病的危险。

◇ **工作机会**：随着新世纪的到来，健康领域的普及，人口的老龄化等趋势，健康领域工作者的工作机会在不断增加。在美国，健康心理学家有很好的就业机会。在医学环境中，尤其是医疗中心，大量的招收心理学家。健康心理学家还可以在大学院校、医学院、保健机构、康复中心、疼痛管理中心、公共卫生机构、私人诊所中工作。除了一些特定的技能外，心理学家所接受的独特培训让健康心理学家们成为医疗队伍中不可或缺的角色，他们在研究、写作、统计、沟通和团队建设方面的技能让他所在的医疗团队受益匪浅。

◇ **挑战**：当面对一个极度消极的患者时，健康心理学家受到的挑战是巨大的。因此，成功地收获和喜悦，以及自我实现的满足感也是巨大的。

◇ **团队**：健康心理学家常常和护士、医生、研究人员及其他心理学家组成团队，互相配合协作，完成工作。

健康心理学家的忧

◇ **处理疾病**：和病人朝夕相处可能是一件令人苦恼的事情，特别是当你在情感上已经与那些晚期的病人紧紧连在一起，而又不得不接受他们很快要与你分别的事实时。

◇ **漫长艰苦的学校教育**：要获得健康心理学的博士学位必须学习5—7年，并完成学位论文。

◇ **低收入**：健康心理学家的收入不能与其工作量相平衡。

◇ **心理受挫**：当健康心理学家想要帮助那些本身根本不想让人帮助的病人时，会感到非常受挫。

三、谁能成为健康心理学家

健康心理学家通常需要获得心理学的博士学位 (Ph.D.or Psy.D.)。应用健康心理学家需要得到心理学中一些特定领域的认证，如临床和咨询心理学。健康心理学家还可以通过美国专业心理学委员会得到健康心理学方面的认证。

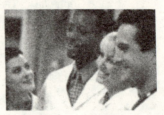
成长中的健康心理学家

人格特质

作为一名健康心理学家，很重要的一点就是与别人友好相处、共同完成工作。那些直接与病人接触、提供照护服务的健康心理学家必须热心积极、情绪稳定、心态成熟、能够有效地与人相处，并且善于引导和鼓励他人。

教育背景

通常，健康心理学家在硕士和博士研究生阶段需要接受一般的心理学培训。在博士后或实习阶段接受特殊的培训。有一些健康心理学特殊培训的内容也会针对本科和研究生阶段的学员开设。以下是各个阶段中健康心理学家需要接受的一些特殊培训：

◇ **本科**：在北美约三分之一的大学院校中都设置了健康心理学的课程。由于健康心理学支持生物心理社会模式，所以老师还鼓励学生学习变态心理学、社会心理学、行为疗法、心理生理学、解剖学、生理学、精神药理学、团体心理学和公共卫生学等课程。

获得健康心理学本科学位者可以在社区的心理健康中心、职业康复所等机构担任辅助心理学家和其他专家的工作。他们也可以从事研究或行政方面的助理工作，或者成为诸如市场研究等相关领域的技师。当然，如果不接受其他的培训，这些人的发展机会是比较受局限的，薪资水平也比较低。

◇ **硕士**：得到硕士学位的学生必须至少通过两年的全日制学习，并需要在应用环境中进行实践锻炼，并提交一篇基于原创性研究的硕士论文。获得硕士学位后，他们可以在社区心理健康领域中从事心理学家助手的工作，接受执业心理学家的直接监督。另外，也可以为一些公司或学校做研究、数据收集和分析等工作。

◇ **博士前实习**：临床和咨询心理学家需要在获得博士学位前完成1年的实习。这期间他们将接受一些健康心理学的培训。许多实习课程提供专门的健康心理学培训，在这些课程中，受训者至少要花一半的时间从事健康心理学的活动。

◇ **博士**：在健康心理学领域中，许多临床、咨询、社会或实验心理学的博士课程有其特殊性。这些课程非常多样化：有一些主要培训研究型的健康心理学家，有一些主要培训直接为病人提供临床服务的健康心理学家。

获得博士学位通常需要成为执业健康心理学家，接受5—7年的研究生学习，并提交一篇基于原创性研究的博士论文。获得健康心理学博士学位的健康心理学家的就业机会通常会很好。在几年的实践后，

40%的人都开始私人开业，或者开办自己的研究或咨询公司。

◇ **博士后研究员**：许多医学中心、大学、健康中心和健康心理学课程提供健康心理学不同领域的特殊研究和/或临床培训。

第四章 八仙过海：健康心理学的研究方法

科学研究指用科学方法研究事物之间的因果关系，事物本身的变化发展规律，以及解决实际问题的活动过程，是人们认识客观事物的一种科学手段。研究方法作为科学研究的手段和载体，必须是客观、科学、有效的。

每个学科具体采用的研究方法无论在种类上还是名称上有共同之处，但也存在一些差别。下面，本章将重点介绍其中一些在健康心理学领域应用较多的研究方法。

一、心理学的研究方法

个案研究

个案研究属于定性的描述性研究。其长处是能在一段时间内，以一个或几个个体为研究对象，对某一行为进行集中、深入的研究，因而能收集到其他研究方法所不能观察到的详细资料。

个案研究在临床研究中有着长久而深远的历史。虽然其与实验和类实验研究相比是"粗糙而局限的"(Yin, 1994)。但是,实验和类实验研究的不灵活性使个案研究成为在某些情况下的唯一选择。个案研究没有对研究对象的数量限制,也不需要"精心"挑选研究对象。

个案研究的主要缺陷在于它依赖单一的病例,因此不足以支持可以泛化和推广的结论。

南京大学社会学系教授翟学伟(1996)采用了个案研究的方法,通过对一位病人进入医院治疗事件的个案研究,描述和分析了以该病人为中心的人际关系网络的建立及其运作过程,并提出了一个对中国人际关系的复杂性具有解释力的模式:平衡性模式。

调查研究

调查研究是一种广泛使用的描述性研究方法,研究者通过有目的、有计划地搜集研究对象的材料,从而形成对某一问题客观、科学的认识。调查研究不同于实验研究方法,因为它搜集的是自然状态下对研究对象不加任何干涉的材料。调查研究的类型可以是大规模普遍调查、抽样调查、跟踪调查等。调查的方式有问卷、访谈、观察、测试等。

我国卫生部组织的国家卫生服务调查就采用了调查研究的方式。如2004年的第三次国家卫生服务调查,是采用多阶段分层整群随机抽样的方法,由家庭健康询问调查和社会学评估调查两部分组成。该调查对家庭成员人口社会学特征,家庭经济状况、居住条件、农村改水改厕、家庭成员的医疗保障等,两周内患病和慢性病患病情况,15岁及以上人群健康行为及健康知识了解情况,前两周内就诊情况,患者未就诊的原因、采取自我医疗情况、住院情况及应住院未住院的原因、患者对卫生服务的反应、已婚育龄妇女及5岁以下儿童保健情况等进行调查研究。结果发现我国城乡公共卫生状况、居民卫生知识不断提高，健康行为逐步改善；我国城乡居民卫生服务需要量增加，但医疗服务的利用率明显下降；城乡之间卫生服务利用的差异明显，城市或农村不同人群之间卫生服务利用的差异有扩大的趋势。

调查研究虽然有助于显示规律、了解趋势，但是也有其局限。因为调查的结果是以人们的自我报告为依据的，所以这些报告的可信度是一个问题。在问卷调查中，作答者可能为了应付调查而随机作答，也可能出于某种原因在作答时作假，还可能出现在作答时对同一问题的前后理解不一致等情况。在面谈时，作答者可能在谈话之前并无观点，为了迎合对方而临时形成一个观点。此外，每一个作答者对问题的理解和评判的标准、尺度都可能不一致。调查研究的另一个局限是，研究者无法对一些变量进行有效的控制。

相关研究

相关研究也是一种描述性研究，目的是了解不同现象（变量）之间的关系，如子女酗酒的行为和父母的榜样作用的相关研究等。用相关法研究变量之间的关系时，常常用相关系数 r 表示，用以指明变量之间是否相关、相关的性质以及相关程度的大小。相关的性质用正负号表示，程度用 r 的绝对值表示。

当 $r=1$ 或 -1 时，表明相关程度最大，在这两种情况下，两个变量完全相关；当 r 的绝对值越接近于 0 时，相关程度也减小；当 $r=0$ 时，表示变量之间没有关系。

胡利人、丁元林、孔丹莉（2004）用相关研究的方法探讨了饮酒行为和其他危害健康行为的相互联系。他们用问卷调查的形式了解1 095名一至四年级医学本科生的饮酒和其他14项危害健康行为现状，并进行Logistic回归分析。结果饮酒行为与酒后骑车、喝醉酒、吸烟行为、通宵达旦娱乐4项危害健康行为有关联。

相关法的优点在于操作容易且省时，缺点是无法检验因果关系。

实验研究

所谓实验研究就是实验者通过有意识地控制一个或多个变量（自变量），观察其对于另一个变量（因变量）的影响，从而发现和确定因果关系的一种研究方法。实验研究是取得新的事实，并客观、科学地认识这些事实的基本方法。

实验研究根据使用的场合、控制的方法和程度不同，分为实验室实验、现场实验和自然实验三种形式。

实验室实验

实验室实验是使用实验室的条件，严格控制自变量，排除各种无关变量，借助各种实验室仪器，精确观察和记录自变量与因变量之间的数量关系，进而进行分析，获得结果的一种方法。它的优点在于，实验者能够根据实际需要控制并创设一定的条件，有效排除无关变量，并充分利用现代实验室设备测量一些在现场研究中难以测量的因变量，如心电图。所以实验所得的数据是精确的，得出的因果推论是可靠的，实验的结果是可以再现的。但是其缺点在于在实验室里控制了太多的变量，就会限制实验结果的推广，导致外部效度偏低。而且，实验条件本身可能造成被试的心理紧张，一方面对实验结果产生影响，另一方面，有些实验创造的条件往往是不道德的。此外，实验所需设备的造价也比较高昂。

现场实验

现场实验是在自然环境中进行的。研究者对环境施加一定的控制，在现场呈现一定的刺激，以观察被试的反应。临床实验就是现场实验研究之一。临床实验在健康心理学中有重要意义，心身医学的许多资料也是通过临床实验法取得的。近年来，临床检查技术的迅速发展，如电子计算机在临床诊断中的应用，为健康心理学的临床实验研究提供了许多便利的条件，为学科的深入发展开拓了广阔的前景。现场研究因为是在自然环境中进行的，所以不仅使研究者对变量有所控制，而且可以保持更多的真实性。然而，在进行现场实验时也会碰到某些困难，如因为在实际环境中往往有意想不到的困难和各种限制条件，使实验者不能随心所欲地操纵自变量，进而影响实验结果等。

自然实验

自然实验更接近观察研究的方法，也有人索性把它列入观察法。自然实验法中，所研究的变量不是由实验者操纵的，而是由环境操纵的。实验者只是利用一定的条件进行研究，研究情境中的事件是按照自然顺序进行的。自然实验法有很多优点，例如减少了实验室实验的人为性，实验中被试的反应接近于真实的反应等。但缺点是由于实验控制不严，难免有其他干扰因素掺杂进来；而且研究工作要跟随事件发展的本来顺序进行，所以比较费时。

健康心理学的很多研究都采用了实验研究法。如王鸿翔

（2000）对29名轻中度高血压病患者作了身体锻炼对改善高血压状态的实验研究。他随机将实验对象分成三组，即对照组（9人）、药物组（9人）和实验组（11人）。给实验组开出运动处方，以慢跑为主，兼顾被试习惯的其他运动方式，如有氧舞蹈等，每周运动次数≥3次，每次运动时间>20分钟，心率控制在每分钟110—150次之间（相当于本人心率最大值的50%—70%）。对照组原则上不服用降压药和不进行有规律的锻炼。药物组只靠常规服用一般降压药，以卡托普利为主，每日37.5—75克，分三次服用。实验观察从1998年9月10日开始，按第一个月、第二个月、第三个月、第六个月的日程连续6个月进行血压和心率的记录观察。结果表明：中低强度持之以恒的运动是一种有效的降压手段，其效果和药物降压持平。

横向与纵向研究

横向研究

横向研究是对相匹配的实验组和对照组被试在同一时间内就有关变量进行比较分析或者对相同的几组被试分别采用不同的刺激（如心理干预），以比较这些刺激对被试造成的反应的差异。横向研究能在短时间内完成研究任务，找出心理发展的一般规律。但它的缺点在于无法做到绝对匹配，因为每个人都有自己不同的背景特征，因此被试之间的可比性常难以证明。

纵向研究

纵向研究是对同一批研究对象在一段时间内作连续性研究。根据研究的起点和终点不同，可将纵向研究分为前瞻性研究和回顾性研究两种。前瞻性研究是以现在的研究为起点追踪到将来,这一方法具有很高的科学价值。例如,对一批 A 型行为者进行认知行为矫正指导,并追踪整个程序过程中被试 A 型行为的改变情况,从而证明这种行为矫正技术的实际效果。但是,前瞻性研究制定研究方案困难,无法预料研究方法的进展、研究条件和实验对象的变化,且比较耗时,所以研究难度相对较大,容易意外中断。

回顾性研究是以现在为终点(结果),回头追查过去的原因,通过被试或有关人员的回忆,来收集资料和数据,分析和评价过去各种心理社会因素对目前个体心身状况的影响。回顾性研究通常采用的手段有访问、座谈、测验等。这一方法受条件限制相对较少,但被试目前的心身状态会影响对过去资料报告的真实性和准确性。例如,患者往往会将目前的病况归因于过去,结果可能会报告较多以往的生活事件,从而造成生活事件与现患疾病呈假性相关。之前,我们提到的王鸿翔(2000)的研究就属于纵向研究。

二、流行病学的研究方法

流行病学研究的目的在于:查清疫情的性质;确定传染来源和病因;根据病因或流行因素进行分析、采取相应措施、控制扑灭疫情、以防类似事件再发生;预测疫情的发展趋势。流行病学一般运用观察法、实验法、理论研究法来实现这些目的。

观察法

流行病学(epidemiology)是对现实人群的研究,所以研究者实际上不能完全掌控研究对象、条件和进程。因此,观察法在流行病学的研究中就显得尤为重要。通常，在观察法中可分为描述性研究和分析性研究。

描述性研究（descriptive study）

描述性研究又叫描述流行病学。是指根据日常记录资料或通过特殊调查所得到的资料，按不同地区、不同时间及不同人群特征分组，将一个社区的人群疾病或健康状态分布情况进行简单描述。为了正确地描述分布，必须有明确统一的诊断标准、准确的病例（或因子）数字以及人口数字。描述性研究中常用的方法有横断面调查（也叫现状研究）、筛检、生态学研究（也叫相关研究，指在群体水平上研究因素与疾病之间的关系）。通过描述性研究获得的资料可对病因提出线索或假说，或对防治提出有效的措施。

分析性研究（analytical study）

分析性研究又叫分析流行病学。是指根据所假设的病因或流行因素，进一步在选择的人群中探找疾病发生的条件和规律，验证所提出的假说的过程。分析性研究主要有两种：

第一，是从疾病（结局）开始去探找原因（病因），这种方法叫病例对照研究（case-control study），又叫回顾性（retro-spective）研究或病史研究。病例对照研究是分析流行病学最基本、最重要的研究类型之一。病例对照研究的基本原理是以目前确诊的患有特定疾病的病人为病例，以不患有该疾病但具有可比性的个体作为对照，通过询问、实验室检查或复查病史，搜集既往各种可能的危险因素的暴露*史，测量并比较病例组与对照组之间各因素的暴露比例。经统

---

* 暴露是指研究对象接触过某种研究者想要研究的因素或具有某种特征和行为,比如工作场所具有某种有害毒物、吸烟、饮酒等。

起点追踪到将来，这一方法具有很高的科学价值。例如，对一批 A 型行为者进行认知行为矫正指导，并追踪整个程序过程中被试 A 型行为的改变情况，从而证明这种行为矫正技术的实际效果。但是，前瞻性研究制定研究方案困难，无法预料研究方法的进展、研究条件和实验对象的变化，且比较耗时，所以研究难度相对较大，容易意外中断。

回顾性研究是以现在为终点（结果），回头追查过去的原因，通过被试或有关人员的回忆，来收集资料和数据，分析和评价过去各种心理社会因素对目前个体心身状况的影响。回顾性研究通常采用的手段有访问、座谈、测验等。这一方法受条件限制相对较少，但被试目前的心身状态会影响对过去资料报告的真实性和准确性。例如，患者往往会将目前的病况归因于过去，结果可能会报告较多以往的生活事件，从而造成生活事件与现患疾病呈假性相关。之前，我们提到的王鸿翔（2000）的研究就属于纵向研究。

二、流行病学的研究方法

流行病学研究的目的在于：查清疫情的性质；确定传染来源和病因；根据病因或流行因素进行分析、采取相应措施、控制扑灭疫情、以防类似事件再发生；预测疫情的发展趋势。流行病学一般运用观察法、实验法、理论研究法来实现这些目的。

观察法

流行病学（epidemiology）是对现实人群的研究，所以研究者实际上不能完全掌控研究对象、条件和进程。因此，观察法在流行病学的研究中就显得尤为重要。通常，在观察法中可分为描述性研究和分析性研究。

描述性研究（descriptive study）

描述性研究又叫描述流行病学。是指根据日常记录资料或通过特殊调查所得到的资料，按不同地区、不同时间及不同人群特征分组，将一个社区的人群疾病或健康状态分布情况进行简单描述。为了正确地描述分布，必须有明确统一的诊断标准、准确的病例（或因子）数字以及人口数字。描述性研究中常用的方法有横断面调查（也叫现状研究）、筛检、生态学研究（也叫相关研究，指在群体水平上研究因素与疾病之间的关系）。通过描述性研究获得的资料可对病因提出线索或假说，或对防治提出有效的措施。

分析性研究（analytical study）

分析性研究又叫分析流行病学。是指根据所假设的病因或流行因素，进一步在选择的人群中探找疾病发生的条件和规律，验证所提出的假说的过程。分析性研究主要有两种：

第一，是从疾病（结局）开始去探找原因（病因），这种方法叫病例对照研究（case-control study），又叫回顾性（retro-spective）研究或病史研究。病例对照研究是分析流行病学最基本、最重要的研究类型之一。病例对照研究的基本原理是以目前确诊的患有特定疾病的病人为病例，以不患有该疾病但具有可比性的个体作为对照，通过询问、实验室检查或复查病史，搜集既往各种可能的危险因素的暴露*史，测量并比较病例组与对照组之间各因素的暴露比例。经统

---

* 暴露是指研究对象接触过某种研究者想要研究的因素或具有某种特征和行为，比如工作场所具有某种有害毒物、吸烟、饮酒等。

计学检验,若两组差别有意义,则可认为因素与疾病之间存在着统计学上的关联。在评估了各种偏倚*对研究结局的影响之后,再借助病因推断技术,推断出某个或某些暴露因素是疾病的危险因素,而达到探索和检验疾病病因假说的目的。病例对照研究的优点是适用于罕见病的研究,不需要太多的研究对象,相对省力省钱、省时间,并且较易于组织实施。但它的局限性在于选择研究对象时,难以避免选择偏倚,暴露与疾病的时间先后常难以判断,获取既往信息时,难以避免回忆偏倚等。

第二,从有无可疑原因(病因)开始去观察是否发生结果(疾病)的研究方法叫队列研究(cohort study),又叫前瞻性研究(prospective study)或随访研究(follow-up study)。队列指有共同经历或有共同状态的一群人,如有共同吸烟经历的人叫一组吸烟队列。队列研究的基本原理是选定暴露于和未暴露于某因素的两组人群,随访观察一定的期间,比较两组人群的结局(一般指发病率或死亡率),从而判断该因素与发病或死亡有无关联及关联大小的一种观察性研究方法。队列研究的优点在于可以直接估计某因素的相对危险度;检验病因假说的能力较强,可证实病因联系;有助于了解疾病的自然史,并且可以获得暴露与多种疾病结局的关系;样本量大,结果比较稳定;所收集的资料完整可靠,不存在回忆偏倚。但是它的缺点在于:由于长期的研究与随访,因死亡、退出、搬迁等造成的失访难以避免;研究费时、费力、费钱;随着时间推移,未知的变量引入队列可

---

* 偏倚(bias)是指在流行病学研究中,样本人群所测得的某变量值系统地偏离了目标人群中该变量的真实值,使得研究结果或推论的结果与真实情况之间出现偏差,这是由于系统误差造成的。

能导致结局受影响;研究的设计要求高,实施难度大。

实验法

流行病学中所用的实验法(experimental method)主要在人群现场中进行,也叫实验流行病学。流行病学实验以人类(病人或正常人)为研究对象,研究者将研究对象随机分为实验组和对照组,将所研究的干预措施在实验组实施后,随访观察一段时间,并比较两组人群的结局,如发病率、死亡率、治愈率等,对比分析实验组与对照组之间效应上的差别,判断干预措施的效果。流行病学实验研究方法有其独到之处:实验法可以进行随机分组,但描述性研究和分析性研究的研究对象可以随机抽样,不能随机分组。此外,实验性研究在检验假设效应的能力上比任何分析性研究强得多,其往往可以作为一系列假设检验的最终手段加以确证,从而作出肯定性的结论。

实验法按对象不同又可分为:

- **临床实验(clinical trial)**:其研究对象是以病人个体为单位进行实验分组的方法,病人可以是住院和未住院的病人;
- **现场实验(field trial)**:也叫人群预防实验,是以尚未患病的人作为研究对象,接受处理或某种预防措施。其研究的基本单位与临床试验一样是个人,而不是亚人群。
- **社区实验(community trial)**:也叫社区干预项目(CIP),是以人群作为整体进行实验观察,常用于对某种预防措施或方法进行考核或评价;
- **类试验(quasi-experiment)**:也叫准试验或半实验,凡是不严格具备流行病学实验基本特征的实验叫类实验。

实验法的优点在于：

◇ 研究者根据实验目的，预先设计实验，能够对选择的研究对象、干预因素和结果的分析判断进行标准化；

◇ 按照随机化的方法，将研究对象分为实验组和对照组，使各组具有相似的基本特征，有助于提高组间的可比性，减少偏倚；

◇ 实验为前瞻性研究，在整个试验过程中，通过随访将每个研究对象的反应和结局自始至终观察到底，最终能作出肯定性的结论。

实验法的缺点在于：

◇ 整个实验设计和实施条件要求高、控制严、难度较大，在实际工作中有时难以做到；

◇ 受干预措施适用范围的约束，所选择的研究对象可能代表性不够，以致会不同程度地影响实验结果推论到总体；

◇ 有时可能涉及医德、伦理的问题。

理论研究法

又称理论流行病学（theoretical epidemiology）研究、数理性研究（mathematical theory study）或数理流行病学（mathematical epidemiology）研究。它是根据流行病学调查所得到的数据，建立有关的数学模型，或用电子计算机模拟进行理论研究。其本身并不是直接的流行病学研究，但却是流行病学研究和完善所必需的手段。

三、其 他

元分析

1976年，美国教育心理学家 Glass 在研究心理疗法的有效性时首次提出"元分析"的概念，把其定义为"元分析就是利用数据分析的方法对大量个别研究进行定量综述"，同时提出了效应值（effects size）的概念和计算方法。他还认为元分析有以下主要特点：（1）元分析是一种定量分析方法，它不是对原始数据的统计，而是对统计结果的再统计。（2）元分析应包含不同质量的研究。（3）元分析寻求综合的结论。很快的，元分析的方法渗透到心理学、教育学以及社会科学，并逐步拓展到了医学、生态学、体育学、健康心理学等领域。

随着元分析方法应用范围的扩大和自身的发展，学者们认识到元分析中应该既有定量分析也有定性分析，因此不再将元分析简单看作一种统计分析，而是应用特定的设计和统计学方法对以往的研究结果进行整体的和系统的定性与定量分析的一种回顾性和观察性的研究方法。

元分析作为一种定量和定性相结合的综合文献方法与传统的文献综述相比，有很大不同。元分析可以在很大程度上克服传统的文献综述中的主观性、资料不全等问题。因为元分析是较高一级逻辑形式上的文献综述，它以原始研究结果为单位，设计较严密，强调对有关研究进行全面的文献检索，有明确的文献纳入和排除的标准，系统地考虑研究的对象、方法、测量指标等对分析结果的影响，对纳入的文献进行严格评价，并在此基础上对结果进行定量的合并。所以，与传统的文献综述相比，元分析能最大限度地减少各种偏倚，确保结论的科学性、客观性和真实性。

但元分析方法本身也存在一些缺陷，例如其结果的重复性、精确性、普适性较差，甚至有时会造成错误的结论。

虽然元分析的方法在国外已有几十年的历史，但我国大陆学术界基本上是在20世纪90年代才开始注意和应用到这种方法。夏凌翔（2005）的分析显示，从2000年起我国医学界对元分析的应用迅速增加，但应用状况比较混乱，质量不高。

第五章 健康心理学治疗和干预的技术有哪些?

一、神奇的"药":安慰剂

1957年,一位叫赖特的病人患了恶性肿瘤,医生说他活不了几天了。

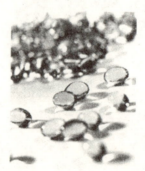

安慰剂

但是赖特打听到有一种称为"克力生物素"的药物有很好的抗癌作用,于是在他的要求下医生给他注射了一剂。两天后,这位将死的病人竟然精神焕发地与护士谈笑风生。更不可思议的是,体检发现,赖特体内柑橘般大小的肿瘤没了踪影!

两个月后,赖特读到一则关于"克力生物素"是伪劣药品的报道,病情顿时恶化,但医生叫他不要相信那份报告,还给他注射了一针据称是"纯度更高、药效更好的"克力生物素(事实上他接受的仅仅是蒸馏水)。然而,肿瘤又一次奇迹般地消失了!这样,赖特又活了两个月,直到他得到该药确切无效的消息后两天才与世长辞。

赖特的故事证明,安慰剂确实能产生治病的效应,而且远远比我们知道的要强烈得多。

什么是安慰剂

安慰剂(placebo)的使用几乎与临床医学有着同样悠久的历史。安慰剂的定义有广义和狭义之分。广义的安慰剂概念是由 Shapiro 在 20 世纪 50 年代初提出的,是指在任何治疗过程(或某一环节)中故意安排的、有效的、或不知是否有效的、或只对治疗起非特殊作用的措施,可以包括所有机械性、外科、药物或心理治疗。根据这一概念,医院的环境、设备、医务人员的威望、态度、言行、医患关系、非活性药物等都属于安慰剂的范畴。

狭义的安慰剂概念可以参考 Shapiro 和 Morris(1978)的定义,它是指将一种缺乏特殊活性的物质或一个过程赋予病人,然后对其疗效作出评价。

安慰剂还可分为纯安慰剂和不纯安慰剂两种。纯安慰剂是指无药理效应的物质,或与治疗无关的操作;不纯安慰剂是指虽有药理活性,但对特定的疾病治疗并不是必需的物质。

哈佛大学的 Henry K.Beecher 在 50 年代初期所作的一项具有里程碑意义的研究表明,对于很大一类疾病(包括疼痛、高血压、哮喘、咳嗽等），30%到40%的患者在服用安慰剂后病情都有所缓解。

药到病除：安慰剂效应

安慰剂效应（placebo effect）是指药物或治疗操作产生的、和药物的药理效应无关的心理、生理或身心反应。安慰剂效应是一种不稳定状态，可以随疾病的性质、病后的心理状态、不适或病感的程度、自我评价以及医务人员的言行、环境、气氛的变化而变化。所以，安慰剂的效果在不同的人、不同的时间差别较大。安慰剂效应有积极与消极之分，对机体产生有利的影响，能治疗某些疾病、缓解症状的效应，称为积极安慰剂效应；反之，对机体不利，甚至产生毒、副作用的称为消极安慰剂效应。

积极安慰剂效应普遍存在。英国索斯安普敦大学的医生对200名自诉身体有问题、却查不出任何疾病的患者进行了一项调查。在调查中，医生们告诉部分患者说，他们没有患什么大不了的病，很快就会康复。其他的患者从医生那里听到的则是他们的病因尚不清楚。两周后，第一组患者中有64%人康复了，第二组患者中仅有39%人恢复健康。

当然，消极的安慰剂效应也可能存在，如因为医生不自觉地皱眉或表现出的不耐烦的情绪，会使病人对治疗失去信心。也有一些安慰剂会引起药物性皮炎、血管神经性水肿或是头晕、恶心等症状。

解密安慰剂效应

条件反射

有研究证明安慰剂效应的本质是经典的巴甫洛夫提出的

条件反射理论。如人们知道或曾经体验过注射吗啡能镇痛，那么只要听到或见到与吗啡相似的药品，就可能通过条件反射充分动员体内内啡肽，从而产生镇痛效果。

2005年8月24日，美国密歇根大学的科研小组在《神经系统科学》杂志上发表的文章中报告，他们在实验中把能引起疼痛的浓盐水注入14名青年男性被试的下巴处，并告诉他们将用药物来止痛，同时通过脑部扫描对他们的大脑进行观察。结果发现：人体在受到痛苦后，大脑会自动分泌一种叫安多酚的物质，这种物质所产生的安多酚快感会减轻痛苦，而被告知服用了或准备服用有效的止痛药后，大脑分泌的安多酚会增多。这一研究首次获得了有关安慰剂止痛疗法的科学依据。

信念或期望

病人的信念或期望，医生、护士或其他治疗者的信念或期望，医患关系引起的信念或期望都会引起安慰剂作用。

病人对病情缓解所抱的信念或期望在安慰剂效应中起着关键的作用。纽约州立大学布鲁克林南纽约州医学中心的Thomas J.Luparello在1968年主持进行的一项研究证明，如果给哮喘患者一个仅含有雾化盐水的吸入器，但却告诉他们吸入的将是一种刺激剂或过敏剂，则他们就出现更多的气道阻塞问题；如果告知这同一批患者吸入器中装的是可治疗哮喘的药时，他们的气道就张开了。

医生方面的信念或期望对病人也产生很重要影响，医生恰当的期望会使病人更好地配合治疗。因为病人在医生互动的过程中，会从他的言行举止中察言观色，如果医生表现得非常自信时，病人就会从中获得信心。

安慰剂效应还可通过医生与患者的关系来理解。有一家医院进行了这样一项研究：实验将年龄、性别、主要疾病、病情的严重性及手术类别具有可比性的病人随机地分成两组，麻醉医生在手术前夜分别去看望这两组病人。看望对照组时，医生语气平淡地说："我叫某某，明天由我给你麻醉，别担心，不会有事的。"说完后随即离开。看望实验组病人时，医生用 5 分钟时间热情地与病人交谈，握着他们的手，耐心地告诉病人有关手术及术中疼痛的真实情况。第二日手术时，两组病人都按其所需给予止痛药。结果，实验组病人所需的止痛药量是对照组病人的一半，且住院时间平均减少了 26 天。

个性因素

使用安慰剂时容易出现相应的心理和生理效应的人，被称为安慰剂有效者。许多学者都发现安慰剂有效者在性格上有一些共同点，比如好与人交往、有依赖性、易受暗示、自信心不足、注意自身的各种生理变化和不适感、有疑病倾向和神经质等。

Liberman 融合前人的研究归纳出安慰剂有效者的个性特征如下：

■ 社会和个性的特征：

（1）虔诚的教徒

（2）多情

（3）健谈、爱交际、社会适应性强

（4）厌恶以敌对的冲动行为对待一切

（5）依赖—逞强

（6）受过较高的教育或相反

（7）女性较男性多

■ 对待疾病和医生的态度

（1）应激下有很多身体症状的描述
（2）有很多无生命危险的症状
（3）经常随身带些诸如阿斯匹林、泻剂之类的药品
（4）名医和药价较贵的药疗效好
（5）诊断为焦虑和抑郁症的几率较高

但是近几十年来，也有一些类似的研究发现，安慰剂有效者并非都有上述个性特征，因此，我们需要从综合的角度去探索安慰剂效应的本质。

对症下药：安慰剂的适用之处

目前，普遍认为的安慰剂适应症主要有：

慢性疼痛

安慰剂对缓解疼痛的疗效是受到广泛认可的。有研究者收集了前人的 15 篇研究报告，共计两千多例，其中包括手术后疼痛、头痛等各种类型的疼痛，发现安慰剂的总有效率为 35%，50% 的病人症状减轻。另外，许多双盲研究表明安慰剂对缓解各种疼痛的平均有效率为 30%—35%，对缓解针刺引起的疼痛的有效率甚至高达 60%—75%。因此，专家建议，对于患有慢性疼痛、且证实是安慰剂有效者的病人，可在药物治疗间歇给予安慰剂治疗。

慢性轻度神经精神功能紊乱（如失眠、焦虑、紧张、抑郁等）

布朗大学医学院精神病学教授 Brown 的研究发现，抑郁症患者通常有 30%—40% 在服用安慰剂后有效果。同时他还发现安慰剂的疗效与抑郁的时间和严重程度关系密切。通常患有短期抑郁症的人（持续时间短于 3 个月）在服用安慰剂后好转的可能性较大；而长期抑郁症患者（持续时间长于

1年）服用安慰剂后常常不起作用。

北京大学精神卫生研究所的刘建成等（2003）对105例神经衰弱患者进行研究，证明神经衰弱患者的治疗中存在显著的安慰剂效应，有效率达34.3%。

慢性功能性疾病（如感冒、咳嗽、过敏、轻度高血压和呕吐等）

有研究证明，安慰剂能减少冠心病患者心绞痛发作次数，减少25%—35%心衰病人的症状，并增加其心输出量和运动耐力。Kaada引用他人的资料发现，对感冒、咳嗽、晕船、消化性溃疡、过敏性疾病、哮喘、花粉热、类风湿性关节炎、高血压、心绞痛、血管舒缩功能紊乱等症状均有一定程度的缓解。

诊断明确不需药物治疗，但又坚持要求接受药物治疗的病人

如果病人经诊断不需要用药，但病人根据以往的经验，或听信别人的建议，坚持要求使用他认为有效的药物或其他治疗手段，那么这时医生选择使用安慰剂可能较好，但是待病人症状改善后，必须立即停用。

另外，对于一些目前尚无特效治疗的疾病、有明显自愈趋势的疾病、短时间不治疗对愈后无明显影响的疾病等，也可考虑使用安慰剂。

硬币的另一面：安慰剂可能引发的问题

在使用安慰剂时，许多医学专家都面临着一个两难的问题：一方面，如果他们如实告诉患者自己开的是"假药"，那么安慰剂的效果将不复存在；另一方面，如果告诉患者他们开的是具有药理作用的"真药"，那么就变成了欺骗，是不道德的行为。这就是接下来要探讨的问题：安慰剂可能引发的问题。

侵犯消费者的知情权

在《消费者权益保护法》被越来越多的人们熟悉的情况下，有关知情权的问题日益得到了人们的重视。但是医生在使用安慰剂时，一旦如实告诉病人，安慰剂效应就将不复存在。这就给未来埋下了隐患，一旦病人知道了实情，便会认为自己受到了欺骗，进而可能引起法律纠纷。

违反赫尔辛基宣言

赫尔辛基宣言是1964年世界医学会公布的，一直是各国医学专业人员共同遵循的原则，其基本核心是任何病人（包括临床实验中的对照组病人），都应当得到最佳的诊断和治疗。以此来对照，如果实验治疗组使用某种药物已经取得了能够降低病死率、提高疗效的作用，那么给对照组使用安慰剂就不符合赫尔辛基宣言的精神，也不符合社会伦理。

发生意外的风险

虽然医生在临床和实验中对安慰剂的使用是非常谨慎的，但仍不可能确保万无一失。即使医务人员在进行治疗的过程中严格执行技术操作规程，但由于患者的特异性体质，或对药物的严重过敏反应，仍可能发生意外，引起纠纷。

另外，使用安慰剂还可能造成"侵犯人权"、"侵犯隐私权"等纠纷。

三思后行：使用安慰剂的注意点

尽管许多研究证明，安慰剂效应无所不在，但因为安慰剂的使用牵涉到包括伦理问题在内的多种问题，因此医护人员在使用时必须非常谨慎。首先，如果已经证实有药物可以有效地治疗某种疾病时，不得使用安慰剂；第二，使用安慰剂的医生应有丰富的临床经验，并应对患者进行适时的医疗监护；第三，明确安慰剂适应症，对危重病、急症病人、严重抑郁或有自杀倾向患者、神志不清者、肿瘤病人、有特效药物治疗的疾病（如细菌感染）等，都不能使用安慰剂；第四，在没有建立起牢固的医患关系和彼此的信任感之前，不得使用安慰剂；第五，使用的药物应当在外观、气味等方面与真药保持一致；第六，医生应当提前制定治疗计划，包括确立预期的目标；第七，治疗目标达到后，安慰剂应停用或逐渐停用，如果确实不能达到治疗目标或有中毒和恶化的迹象时，也应停用。

另外，医生们可以通过医学上及伦理上均合理的方式，促发广义的安慰剂效应。例如，医生可以把自己的医疗资格证书、获得的奖励等放在显眼的地方，让患者确信眼前的这位医生是值得信赖的。又如，在倾听了患者的陈述后，医生如果能提出适当的问题，进行全面的检查，并对患者的病情进行细致的分析，会有助于建立良好的医患关系，增强患者康复的信念；再如，医院内整齐、清洁、宁静、舒适的环境，先进的治疗设备可以使病人在入院时感受良好，从而缓解其由于疾病痛苦造成的焦虑状态。

二、知而后行：认知疗法

一些研究资料表明，认知在不良行为的产生过程中可能占据着极其重要的地位。Rush 等曾用认知疗法和丙咪嗪治疗 41 例单相抑郁症门诊病人，分两组比较其疗效，发现治疗 12 周以后两组病人的症状均有显著缓解，而认知疗法组病人在自我报告和临床量表评分上的改善更为明显；另外，认知疗法组病人对治疗采取合作态度的比药物组多（两组分别为78.9%，22.7%）。随访6—12月，疗效稳定。

认知疗法的基本观点是：认知过程是行为和情感的中介，适应不良行为和情感与适应不良性认知有关，而医生的任务就是与患者共同找出这些适应不良性认知，并提供方法矫正这些认知，使患者的认知更接近现实和实际，随着不良认知的矫正，患者的心理障碍就会逐步好转。基于这一观点，认知学派发展出一套治疗策略，旨在帮助患者纠正不合理的认知和消极的信念，重新构建认知结构，重新评价自己，重建对自己的信心，更改不良的认知。

目前认知疗法的理论和范围正在不断补充和扩大，其中比较有代表性的几种疗法有20世纪60年代初由艾里斯（Ellis）创始的合理情绪疗法、60年代中期由贝克（Beck）在对抑郁症进行治疗的基础上发展起来的认知疗法、由梅钦鲍姆（Meichenbaum）倡导的认知行为疗法、麦生保（Metherbaum）的自我指导训练与应激接种训练等。这里，我们仅对艾里斯的合理情绪疗法和贝克的认知疗法作简要介绍。

我信故我行：合理情绪疗法

合理情绪疗法的基本理论主要是ABC理论，其中A（actuating events）是指诱发性事件；B（beliefs）是指个体在遇到诱发事件之后产生的信念，即他对这一事件的看法、解释和评价；C（consequence）是指特定情景下，个体的情绪及行为的结果。ABC理论认为人的情绪不是由某一诱发性事件本身所引起的，而是由经历了这一事件的人对这一事件的解释和评价所引起的。在这些想法和看法背后，就是人们对一类事物的共同看法，即信念。合理的信念会引起人们对事物恰当、适度的情绪和行为反应；而不合理的信念（如绝对化要求、过分概括化糟糕至极）则相反，往往会导致不恰当的情绪和行为反应。当人们坚持某些不合理的信念，长期处于不良的情绪状态中时，就可能最终导致情绪障碍。

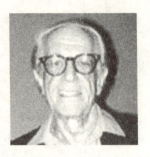

合理情绪疗法的创始人：Albert Ellis

合理情绪疗法的治疗过程一般分为四个阶段：

心理诊断阶段

这是治疗的最初阶段，治疗者首先要与患者建立良好的工作关系，帮助患者建立自信心；其次摸清患者所关心的各种问题，将这些问题根据所属性质和患者对它们所产生的情绪反应分类，从其最迫切希望解决的问题入手。

领悟阶段

合理情绪疗法认为，人们的情绪障碍是由人们的不合理信念造成的，因此简要地说，这种疗法就是要以理性治疗非理性，以合理的思维方式和信念代替不合理的思维方式和信念，从而最大限度地减少不合理的信念给情绪带来的不良影响，帮助患者减少或消除他们已有的情绪障碍。因此，这一阶段着眼于帮助患者认识到自己不适当的情绪和行为表现或症状，认识到这些症状是因自己而起，并寻找产生这些症状的思想或哲学根源，即找出自身存在的非理性信念。

在寻找非理性信念并对它们进行分析时要按顺序进行：首先要掌握有关诱发性事件的客观证据；其次，了解患者对该事件的反应；第三，请患者回答为什么会对该事件产生恐惧、悲痛、愤怒的情绪，找出造成这些负性情绪背后的非理性信念；第四，分析病人在此事件中存在理性的和非理性的看法或信念，并将两者区别开来；第五，将病人的愤怒、悲痛、恐惧、抑郁、焦虑等情绪和不安全感、无助感、绝对化要求和负性自我评价等观念区别开来。

修通阶段

这一阶段是合理情绪疗法中最重要的阶段。治疗者主要采用辩论的方法动摇患者的非理性信念，用夸张或挑战式的发问要求病人回答他有什么证据或理论对诱发性事件持与众不同的看法。通过反复不断的辩论，病人理屈词穷，不能为其非理性信念自圆其说，从而真正认识到，他的非理性信念是不现实的，不合乎逻辑的，也是没有根据的。然后，治疗者引导患者分清什么是理性的信念，什么是非理性的信念，并用理性的信念取代非理性的信念。另外，在这一阶段，还可以使用合理的情绪想象技术（Rational-Emotive Imagery）、认知的家庭作业等治疗技术。

再教育阶段

这是治疗的最后阶段，为了进一步帮助患者摆脱旧有的思维方式和非理性信念，治疗者还要与患者一起探索是否还存在与本症状无关的其他非理性信念，并与之辩论，使病人学习到并逐渐养成与非理性信念进行辩论的方法。在这一阶段，可以进行一些解决问题的训练和社会技能的训练等。

合理情绪疗法适用于各种神经症和某些行为障碍的病人，如情绪障碍、抑郁症、焦虑症、抑郁性神经症、强迫症、恐惧症、行为障碍、人格障碍、性变态、性心理障碍以及偏头痛、慢性结肠炎等身心疾病。

纠正错误认知：贝克的认知疗法

贝克认为心理问题不一定都是由神秘的、不可抗拒的力量所产生的，相反，它可以从平常的事件中产生，例如错误的学习，依据片面的或不正确的信息做出的错误推论，以及不能正确地区分现实与理想之间的差别等等。他提出，信息形成过程中产生的曲解和谬误导致了情绪障碍的发生。贝克把信息加工过程中系统的错误推理称为"认知的歪曲"，并归纳了五种认知过程中常见的认知歪曲形式：

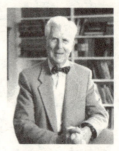

认知疗法的创始人：Aaron Beck

- ◇ 任意推断，即在缺乏证据或不充分时草率地作出结论。
- ◇ 选择性概括，仅依据个别细节而不考虑其他情况便对整个事件作出结论。这是一种瞎子摸象式的、以偏概全的认知方式。
- ◇ 过度引申，或称过度泛化，是指在单一事件的基础上作出普遍性结论。
- ◇ 夸大或缩小，是指对客观事件的意义作出歪曲的主观评价。
- ◇ 极端思维，即要么全对，要么全错。

认知疗法常用的治疗技术有：

识别自动思维

患者在接受认知疗法的过程中，首先要学会识别自动思维，即介于刺激事件和个体对事件的情绪及行为反应之间的那些思想。一般人不会注意和意识到自动思维的存在，因为在个体对某个事件进行反应之前出现的这些思想，已经成为其思维方式的一部分了。在治疗开始时，患者就要学会辨认出在焦虑、抑郁、愤怒等不良情绪及行为反应之前出现的自动思维。

识别认知错误

自动思维的产生源于个体对某一类事物的信念或假设，而患者的不良自动思维就是源于其不良的信念或假设。因此，识别认知错误是一项更深层次的工作。治疗者采用提问、想象技术、角色扮演等方法，帮助病人找出其在事件与反应之间的想法，记录病人在不同情境中的问题及其自动思维，从中找出共同特点和规律，从而发掘其背后的潜在假设。其中，最容易出现的认知歪曲或错误，就是前面所提到的任意推断、选择性提取、过分概括化等。那些病人所持有的核心信念——图示*，则是治疗者最终要帮助病人去识别和辨认的。

真实性检验

治疗者把患者的信念看成是某种假设，并与其一起对这种假设是否合乎逻辑、是否合乎实际、是否真有道理进行检验和辩论，并鼓励患者对自己的信念进行调查，以验证其正确与否。对患者的信念进行真实性检验，是认知疗法的核心工作，是改变患者歪曲的认知的主要手段。

去注意

有许多患者认为自己是所有人注意的中心，比如抑郁和焦虑病人往往认为自己的言行均受他人的注视，而使自己处于软弱无助的地位，而去注意的方法就是为了改变这一不良认知而设立的。去注意要求患者采取某种行动，如在拥挤的商场中行走，记录自己感到被他人注意的次数等。

---

* 图示是知识的心理组织形式。它说明了一组信息在头脑中最一般的排列或可以预期的排列方式。

监察苦闷或焦虑水平

这也是帮助病人认识事实的一种手段，但与去注意要求病人客观地认识外部事实不同，它是让病人认识自身情绪波动的规律。焦虑病人常常认为，其焦虑会一直持续不变地影响其生活，而实际上焦虑的产生到高峰后会慢慢出现消退的过程。这一技术要求病人对其焦虑或苦闷进行自我监测，从而帮助其认识这一规律，增强抵抗焦虑的信心，较好地控制情绪。

目前，贝克的认知疗法已经广泛用于情绪抑郁症、酒精中毒、神经性厌食症等病症。另外，认知疗法还适用于治疗焦虑障碍、恐怖障碍、偏头痛、考试焦虑、慢性疼痛、偏执、药物滥用、性功能障碍等病症。

三、强化的神效：行为疗法

20世纪初，以华生等为代表的一批心理学家继承了巴甫洛夫的条件反射理论，强调行为的决定因素是来自外部刺激，即认为行为是学习的结果。他们认为潜意识的矛盾冲突不适合科学研究，他们主张用客观的、严格的科学方法，以行为做观察指标进行科学研究，从而开创了行为主义学派，开始了行为疗法的早期尝试。

行为主义认为人的所有行为都是通过学习而获得的，其中"强化"对该行为的巩固和消退起决定性作用。强化可采取嘉奖或鼓励（正强化）的方式，也可采取批评或惩罚（负强化）的方式。行为疗法就是基于这一理论，认为一个人通过错误的学习获得病理性行为，也可以通过学习予以矫正。因此，行为疗法的目的在于：利用强化使患者模仿

第五章 健康心理学治疗和干预的技术有哪些？

或消除某一特定行为，建立新的行为方式，摒弃不良行为。因此，行为疗法很注重心理治疗目标的明确化和具体化，主张对患者的问题采取就事论事的处理方法，不追究个人潜意识和本能欲望对行为的作用。

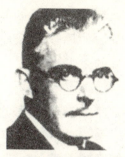

行为主义的创始人：华生（Waston）

行为疗法有很多具体的技术，常用有放松疗法、系统脱敏疗法、生物反馈疗法、厌恶疗法、满贯疗法等等，这些疗法的核心都在于通过控制环境和实施强化帮助使患者矫正不良行为，学习良好行为，重塑个人形象。在此，我们仅介绍放松疗法、系统脱敏疗法和生物反馈疗法三种。

行为的巩固：放松疗法

放松疗法是雅可布松（Jacobson，E.）于 1938 年创立的，他认为焦虑会随肌肉紧张度的降低而消除。因此，他写了一本叫做《渐进性放松》的书，创立了"渐进性肌肉放松训练"。他的放松训练程序基本上是使各肌肉群先紧张后放松，使个体学会区分肌肉紧张与放松的感受，这种训练涉及 60 组不同的肌肉。本斯屯（Bernstein）等在 1978 年发表了渐进性肌肉放松训练治疗手册，进一步简化了这一技术，把训练集中在 16 组肌肉上。

放松疗法发展到现在，有很多种具体的方法，其中主要包括：渐进性肌肉放松、自生训练*、自我催眠、瑜伽、超

---

* 自生训练是由德国学者 Schultz 创立的，它是一种自我催眠的过程，使患者产生"温暖"和"沉重"两种身体感觉。自生训练过程中，重要的是在被动而且自然的情况下让身体的感觉产生。

觉静默*、放松反应等。虽然这些方法的原理及程序略有不同,但目的是共同的,即降低交感神经系统的活动水平、减低骨骼肌的紧张、减轻主观的焦虑与紧张的感受。此外,放松疗法还要求个体坚持训练,否则不能起到长远的疗效。

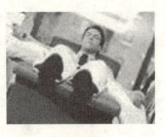

放松治疗

使用放松疗法时,个体进入放松状态的表现为全身骨骼肌张力下降,呼吸频率和心率减慢,血压下降,并有四肢温暖,头脑清醒,心情轻松愉快,全身舒适的感觉。研究证明,放松状态可使大脑皮层的唤醒水平下降,从而促使运动系统功能降低,营养性系统功能增高。营养性系统的功能是保持能量,提高副交感神经活动包括心率减慢、血压下降、皮肤温度升高、增强胃肠运动和分泌功能等,促进合成代谢及诸如胰岛素和性激素等有关激素的分泌,从而影响机体各方面的功能,达到增进心身健康和防病治病的目的。放松状态不同于催眠状态,是处于一种清醒状态下的低代谢状态。

目前,放松疗法已广泛用于临床处理病人的应激,治疗焦虑症、恐惧症、紧张性头痛、睡眠障碍、高血压等疾病,转变 A 型行为模式等。例如,鲍科凡克(Borkovec)等人用渐进性肌肉放松训练缓解大学生适应障碍所产生的全身紧张;莱赫(Lech)比较研究了渐进性肌肉放松训练在焦虑症中的应用,发现放松训练可以使焦虑症病人的植物神经功能反应基本恢复到正常自愿者训练前的水平。

---

* 超觉静默法是通过集中意识、控制感觉,进入并体验默思状态,从而摒除一切杂念,达到精神松驰,提高领悟能力和随意控制心理活动而养心祛病的心理治疗方法。

渐进性肌肉放松训练的基本步骤

1. 握紧拳头——放松；伸展五指——放松。
2. 收紧二头肌——放松；收紧三头肌——放松。
3. 耸肩向后——放松；提肩向前——放松。
4. 保持肩部平直转头向右——放松；保持肩部平直转头向左——放松。
5. 屈颈使下颚触到胸部——放松。
6. 尽力张大嘴巴——放松；闭口咬紧牙关——放松。
7. 尽可能地伸长舌头——放松；尽可能地卷起舌头——放松。
8. 舌头用力抵住上颚——放松；舌头用力抵住下腭——放松。
9. 用力张大眼睛——放松；紧闭双眼——放松。
10. 尽可能地深吸一口气——放松。
11. 肩胛抵住椅子，拱背——放松。
12. 收紧臀部肌肉——放松；臀部肌肉用力抵住椅垫——放松。
13. 伸腿并抬高 15—20 公分——放松。
14. 尽可能地"收缩"——放松；绷紧并挺腹——放松。
15. 伸直双腿，足趾上翘背屈——放松；足趾伸直趾屈——放松。
16. 屈趾——放松；翘趾——放松。

在进行渐进性肌肉放松训练时，紧张应持续约 10—15 秒，放松应持续 15—20 秒；每个肌肉群紧张、放松 2—3 次，然后进入下一个肌肉群。

行为的消退：系统脱敏法（Systematic Desensitization）

系统脱敏法是沃尔帕（Joseph Wolpe）在 20 世纪 50 年代末期，融合了巴甫洛夫的经典条件反射学习理论，以及斯金纳的操作条件反射的部分理论（即斯金纳的正性强化和自然消退原则）的基础上提出的一种行为疗法，其基本原理是交互抑制理论，因此又称交互抑制法。Wolpe 认为，人和动物的肌肉放松状态与焦虑情绪状态是一种对抗的过程，一种状态的出现必然会抑制另一种状态。例如，全身肌肉放松状态下的肌体，各种生理生化反应指标，如呼吸、心率、血压、肌电、皮电等，都会表现出同焦虑状态下完全相反的变化，这就是交互抑制作用。根据这一原理，在治疗时，治疗者在刺激物出现的同时让病人作出抑制焦虑的放松反应，从而削弱、最终切断刺激物同焦虑反应间的联系。

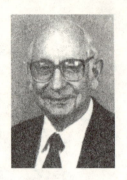

系统敏法的创始人：
Joseph Wolpe

在运用系统脱敏法进行治疗时，应包括三个步骤：

进行放松训练

在进行系统脱敏疗法之前，患者必须先进行放松训练。一般应用最多的是渐进式肌肉放松训练。训练时要求患者首先学会体验肌肉紧张与松弛间的差别，然后根据指导语进行全身各肌肉群先紧张后松弛的训练，以达到全身肌肉能够迅速进入松弛状态为合格（具体的方法可参照"放松疗法"部分）。

划分焦虑等级

建立恐怖或焦虑的等级层次，这是进行系统脱敏疗法的关键。治疗者要帮助患者找到所有使之感到恐怖或焦虑的事件或情景刺激，并把这些事件或情景刺激按对其造成的恐怖或焦虑感的严重程度按高低顺序排列。

分级脱敏练习

按照焦虑等级从低到高的顺序进行放松训练。患者先一边想象等级最低的事件或情境，一边通过放松训练对抗焦虑，当经过反复训练患者已经不再对这一事件或情境感到焦虑，或者焦虑程度大大降低时，就说明已经达到脱敏的效果，可以进入下一个等级。如果在某一等级时焦虑过于强烈，可以退回前一等级重新训练。如果患者顺利通过所有等级的事件或情境，治疗即告完成。

系统脱敏疗法除了运用情境想象的方法外，还可以使用实际接触情景、图片、幻灯等方法。

系统脱敏法是最常用的一种行为疗法，它对于治疗有明显情境因素引起的某些恐惧症、强迫症，解除病人与焦虑有联系的神经症等行为问题特别有效。

控制内脏活动：生物反馈疗法（Biofeedback therapy）

生物反馈疗法又称植物神经学习法，是在行为疗法的基础上发展起来的一种新型心理治疗技术。

A·Luria 在 1968 年报告了一个随意加速心跳的例子：当他要求一位被试想象自己正在追赶火车时，心率从每分钟 70—72 次增加到 80—96 次，最后达到每分钟 100 次。另外还有一些实验证明，心理反应和生理活动之间存在着一定的关联，心理社会因素通过意识影响情绪反应，使不受意识支配的内脏活动发生异常改变，从而导致疾病的发生。

但是在一般情况下，人们对自己的内脏活动是不能随意控制的，而生物反馈疗法利用现代生理科学仪器，把患者体内生理机能用现代电子仪器予以记录，并转换为声、光等反馈信号，因而患者能够根据这些反馈信号，矫正自己的不良行为和习惯、学习调节自己体内的内脏机能及其他躯体机能，从而达到消除病理过程、防治身心疾病的目的。

生物反馈疗法从 20 世纪 60 年代至今，发展十分迅速。目前已有多种仪器，分别或是组合同步显示人体的脑电波形、肌电水平、皮肤电阻、脉管容积、心率、血压、皮温等生物信息。

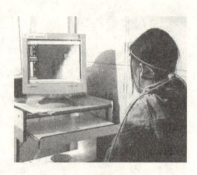

生物反馈疗法

生物反馈疗法训练的目的明确、形象直观、指标精确，无痛、无副作用，而且疗效也比较令人满意。我国国内的一家医院用生物反馈疗法治疗 264 例高血压患者，有效率达 80%以上。

生物反馈疗法的适应症很多，临床中对酒癖、药瘾、咬指甲、手淫、口吃等给予行为矫正，对紧张性头痛、偏头痛、哮喘、焦虑症、恐惧症、雷诺氏病、失眠症、癫痫、高血压、心律紊乱、腰背痛、神经性皮炎、慢性荨麻疹、慢性疼痛、痛经、糖尿病、类风湿关节炎、书写痉挛、中风康复、痉挛性斜颈、儿童多动症、消化性溃疡、磨牙、面肌抽动与瘫痪、遗尿症、大便失禁、血管性头痛、雷诺氏病、性功能障碍、产妇焦虑、更年期综合症、肿瘤、肥胖等都有一定的疗效。

当然，并非所有控制失调性疾病都能使用生物反馈来治疗，只有反馈仪信号能可靠地反映控制失调状态的那些疾病，才能作为矫治对象。

最后需要指出的是，行为疗法在矫正行为、治疗疾病的过程中具有积极的意义，被广泛运用于各种领域，但也存在着争议，如行为疗法运用一些负性刺激，有违反人道主义之嫌。另外，它过于关注行为，忽略了遗传、心理、社会等因素，过于绝对。

四、药物疗法：广泛认可却非万全之策

药物治疗可能是医疗机构中最常用的疗法，也是社会公认的疗法，其原理是使用药物改变患者躯体或精神上的症状。

但是，使用药物的问题在于无论什么类型的药物，都可能产生毒、副作用，即在躯体功能或症状上出现与所希望的改变不同的效应，或者希望改变的躯体功能或症状改变了，却同时引起了其他症状的出现。比如，长期使用抗精神病药会引起迟发性运动障碍，其特征是不自主、不规律的肌肉运动，如舌头卷动、手握紧、面部扭曲等。

长期使用药物还可能会引起药物依赖、耐药性和戒断反应。

所谓药物依赖又叫药物成瘾，是由药物与机体相互作用造成的一种精神状态，有时也包括身体状态，表现出一种强迫性使用或定期使用该药的行为和其他反应，为的是体验它的精神效应，有的也是为了避免由于戒断药物所引起的不舒适。容易成瘾的药物，最常见的是麻醉镇痛药，如吗啡、杜冷丁等，以及催眠和抗焦虑药，如速可眠和各种安定类药物等。

耐药性又称抗药性，一般是指病原体对药物反应降低的一种状态。是由于长期使用抗菌药物，应用剂量不足时，病

原体通过产生使药物失活的酶、改变原有代谢过程而产生的一种使药物效果降低的反应，因而作用的剂量要不断增加。耐药性严重者可使多种抗菌药物失效。

目前全球因感染造成的死亡病例中，呼吸道疾病、感染性腹泻、麻疹、艾滋病、结核病等占85%以上，引起这些疾病的病原体对抗生素药物的耐药性几乎是100%。美国1982—1992年间死于传染性疾病的人数上升了40%，死于败血症的人数上升了89%。造成病死率升高的主要原因是由于抗菌素的过多使用和滥用，细菌对抗菌素渐渐有了"免疫力"，也就是通常所说的"细菌耐药"问题，耐药菌带来临床用药困难。临床上很多这样的现象：由于耐药菌引起感染，抗生素无法控制，最终导致病人死亡。

戒断反应是长期使用某种药物后，停止或减少用药时发生的不适的躯体或精神症状，严重时有潜在的致命危险。除了大家都知道的酒精、毒品外，一些抗精神类药物，如抗抑郁药也可引起戒断反应，主要的症状为胃肠道症状，如恶心、呕吐、厌食、腹泻、腹部不适等；流感样症状，发热、肌痛、疲劳、寒战、头昏、头痛、眩晕等；睡眠障碍，失眠、多梦、生动梦境、昏睡等；感觉障碍、电击感、麻刺感、感觉倒错等；运动障碍、肌张力障碍、协调障碍、步态障碍、震颤等；情感障碍，心境低落、焦虑、激惹、惊恐、激越、躁狂等；其他症状，如记忆和注意集中困难、身体不适、虚弱、坐立不安、精神错乱、出汗、心律失常、攻击行为等。

药物治疗有时甚至会成为滥用或误用的治疗方法。比如，在药品实施分类管理制度之前，人们可自由地在药店购买药品，发生了大量的药物不良反应。如最著名的美国

"磺胺酏剂中毒事件",以及其后在欧洲发生的"反应停事件"等。

我国也曾发生多起药害事件:20世纪七八十年代,温州市用四咪唑(Tetramizole)引发迟发性脑病,该病在温州市流行二十多年,原因不明的"脑炎"达数百例。全国其他11个省市也报告了四咪唑和左旋咪唑引起"脑炎"三百多例,经调查引起迟发性脑炎发病率(4.85/百万)虽不算高,但可致残致死。

统计显示,我国每年有20万人死于药品不良反应。在医学上,他们被称为"药源性致死"。在这当中,40%的人死于抗生素的滥用。世界卫生组织的调查显示,中国住院患者抗生素药物使用率高达80%,其中使用广谱抗生素和联合使用两种以上抗生素的占58%,远远高于30%的国际水平。据国内许多医院报告,临床上的抗菌药物用于预防性的占总消耗量的50%以上,而其中确实为抗感染的仅占极少数。国家食品药品监管局提供的统计资料显示,近几年,我国抗菌药的用药占到药品消费总额的30%左右,其中不合理用药的比例至少为40%。如果按近几年的药品消费总额计算,每年就有200多亿元为抗菌药不合理用药"埋单"。

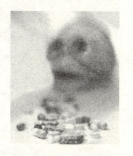

非万全之策:药物治疗

这些事件和数据促使各国开始注意药品的安全性问题,并开始着手建立处方药与非处方药分类管理制度,从法律的角度来保证药品使用的安全性。

第六章 健康杀手：哪些行为威胁着你的健康？

一、应激与健康

研究指出，当今世界六大致命性的死亡原因，即心脏病、癌、肺病、事故、肝硬化和自杀均与应激有关。以 1995 年为例，美国产业界每年因应激造成的损失已超过了 3 000 亿美元。

应激（stress，也称压力）是心理科学中一个重要的概念。应激研究大师汉斯·薛利（Hans Selye）说："应激，就像相对论一样，是一个广为人知，但却很少有人彻底了解的科学概念。"

据统计，目前应激的定义大约有三百多种，这些定义各执一词，各有千秋。下面，我们介绍其中较具代表性的四种定义。

百家争鸣：几种应激理论模型
应激的刺激理论模型（物理学模型）
这一理论将应激定义为能够引起个体产生紧

张反应的外部环境刺激,把"应激"视为"刺激"。个人关系、经济状况的变化、患病等都是应激。以这一定义为理论基础的学者在研究中,往往把应激看作是自变量,分析是什么样的刺激环境会使个体产生应激反应,寻找刺激与反应间的因果关系。该模型如下图所示。

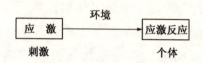

应激的刺激理论模型

刺激理论的代表人 Holmes 和 Rahe 等人在此基础上,进行了细致的研究。1967 年,他们在美国对 5 000 多人进行社会调查,把人类社会生活中遭受到的生活危机归纳并划分等级,编制了一张生活事件心理应激评定表。该表列出了 43 种生活变化事件,把每一项生活事件引起生活变化的程度或达到社会再适应所需努力的大小称为生活变化单位(life change units,LCU),以此计算应激的强度。他们的研究揭示了生活事件与躯体疾病、精神症状间的关系,加速了身心医学的发展,对于人们根据生活事件预测患病可能性、及早预防和干预有重要的意义。

但是,刺激理论隐含着这样的假设:紧张反应与刺激强度是成比例增长的,这一点很难得到严格的验证。而且,这一模型也忽视了个体的主观能动性和心理行为的复杂性。

应激的反应理论模型(生理学模型)

应激研究大师汉斯·塞利(Hans Selye)是加拿大著名的生理学家,他毕生从事应激的实验研究,首次将生物学和医学的内容引入应激的概念之中,把应激定义为人或动物有机体对环境刺激的一种生物学反应。这种反应可由机体的许多不同需求而引起，并且是非特异性的。Selye 把这种生理反应称为应激反应（stress response）；而把引起应激反应的刺激称为"应激源"（stressor）。

Selye 在其早期的实验研究中，以白鼠为研究对象，研究了在长期高压下（用威胁性刺激，诸如冷气、热气、有毒但不伤及生命的食物等）个体的生理反应，提出了一般适应综合症（General Adaptation Syndrome，简称 GAS）。他认为 GAS 分三个阶段出现：首先是警觉阶段，这一阶段就像是紧急状况时的战斗或逃跑反应，它的功能是动员身体的资源，是一种适应性的防御阶段；其次是阻抗阶段，有机体动员保护机制以抵消持续应激产生的应激状态，引起激素的分泌；最后是衰竭阶段，由于机体适应性存储的能量消耗殆尽，机体自身的免疫力下降，从而导致适应性疾病，甚至死亡。该模型如下图所示。

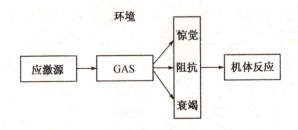

应激的反应理论模型

反应理论模型虽不完善，但是它促使人们从生理的角度对应激进行研究。该模型把生理变量作为应激反应的客观指标，用应激反应中生理系统的变化来揭示应激与免疫的关系，这是其进步的一面。但是，该模型仍把个体看作是对不良环境作被动反应的生命体，忽视了社会和心理调节的作用。

应激的 CPT 理论模型（心理学模型）

Selye 以后，许多心理学家、生理学家对应激的定义又重新进行了界定。比较有代表性的是 1984 年 Lazarus 提出的认知—现象学—相互作用理论模型（Cognitive-Phenomenon logical-Transactional，简称 CPT）。Lazarus 把应激定义为个体与环境之间的一种特殊关系，个人根据自己的主观感受来评价来自环境的刺激对他来说是否是一种重负，或超过他所能承受的负荷，或危及他的健康。这一概念强调个体对应激的认知评价过程，认为思维、经验以及个体所体验到的事件的意义是决定应激反应的主要中介和直接动因。

Lazarus 认为人们通过初级评估、次级评估和重新评估这三种评估方式，来决定应激强度和应激体验。初级评估是指当个体遇到可能的应激源时，他首先会评估这一事件对自己而言是无关紧要的、良性的还是有压力的。次级评估是指个体在完成初级评估后，会对自己控制应激的能力进行评估。当他们认为自己能够成功地应对时，应激就会减轻，反之，就会加重。重新评估就是指个体在得到有用的新信息后，对应激源的性质、自己应对的能力再评估的过程。重新评估有时会减少应激，有时也会加重应激。该模型如下图所示。

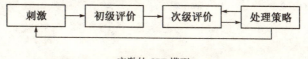

应激的 CPT 模型

CPT 理论模型注重应激的中间过程的研究，尤其是应激中个体心理和行为的作用，克服了前两种理论把应激看成是消极反应的缺点。但是，该理论过分强调处理外部环境和内部生理心理的信息加工系统，而没有涉及应激与健康的生理参数，对社会概念也没有详细的论述。

应激的系统理论模型（综合模型）

前面所述的三种理论模型都试图以一种因果思路来解释应激与个体的关系。而系统理论模型认为应激其实是多因素相互作用的系统。所以它试图采用系统的观点去了解个体的自我调节系统，这一理论认为个体实际上是生活在多种与应激有关因素的相互作用和动态平衡过程之中。目前，在应激的研究中，系统理论是一个不断壮大和发展的理论，我国学者姜乾金就是这一理论的倡导者之一。系统理论强调，在疾病发生发展的过程中，要重视生物、心理、社会各应激因素的作用及其相互作用的内在规律。该理论的模型如下图所示。

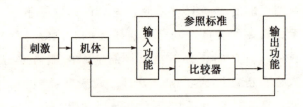

应激的系统模型

系统理论重视个体的自我调节作用，并且能够把影响应激反应的各种不同系统都考虑进去，对健康心理学和临床心理学具有重要意义。但是，其具体的操作和验证具有较大的困难。

寻根溯源：应激的源头

可导致个体产生应激反应的紧张性刺激就是应激源。应激源可能是物理性的，比如不适宜的温度、强烈的噪声、辐射、电击等；可能是生物性的，如病毒、细菌等；可能是心理性的，如情感剥夺、社交恐惧；可能是社会性的，如政策的变化、经济变动、工作变化、教育水平的差异；可能是文化性的，如风俗、习惯、生活方式、宗教信仰、语言环境的改变等等。这里我们有选择地介绍四种应激源，即环境应激、工作应激、社会应激和技术应激。

环境应激

噪音：随着科技的进步和社会的发展，人们遭受噪音污染的问题日趋严重。建筑工地上刺耳的电钻声、工厂里机器的轰鸣声、马路上车辆的嘈杂声，无时无刻不在撞击着人们的鼓膜。

有实验表明，当声音的强度达到 90 分贝时，人的听觉开始受到损伤；达到 100 分贝时，听觉神经会产生痛感；随着音强的进一步增加，疼痛感也加剧，并且可能造成听觉的永久性伤害，甚至导致丧失听力！另外研究显示，噪音会引起多种疾病，如溃疡、高血压、血管收缩、儿茶酚胺升高等。除此之外，噪音还会对个体的社会行为产生影响。每一个人可能都会有这样的体会：自己在嘈杂的环境中容易感到心烦气躁，这种烦躁会导致一些人不理智的决策和行为，甚至增加反社会行为和侵犯行为发生的可能性。

污染：随着工业化的进程，人们生活水平的提高，环境的污染越来越严重。工厂里冒着浓烟的高大的烟囱；马路上排放着尾气的一辆辆汽车；江河中翻腾着的刺鼻的工业污水，每时每刻都与我们在一起。

美国健康协会调查显示，拥有八百万人口、工业密集的墨西哥城，每年有十万人死于空气污染！在中等城市，一个人每次呼吸包含了 70 000 个灰尘和脏的微粒，如果住在纽约市一天，就相当于吸了 38 支烟！

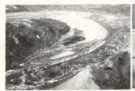 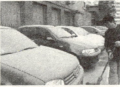 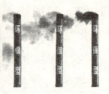

遭苯污染的松花江水　　遭沙尘暴袭击的街道　　"环保"烟囱冒黑烟

污染直接威胁着人类和动物的健康。例如，较长时间接触二氧化碳，会导致头痛、记忆失调、癫痫、震颤性麻痹及疲劳；饮用了受污染的水（含铅、汞等）以后，会引起贫血病、癌症以及呼吸系统、神经系统疾病等。

拥挤：中国是世界第一人口大国。20世纪80年代以来，大量农村剩余劳动力涌入城市，城市扩建速度与人口增长速度不成正比。城市，尤其是大城市拥挤的情况非常突出：地铁里、公交车上人与人之间的距离前所未有的贴近，毕业生招聘会上人山人海，大型超市的收银台上，排不完的长队，几乎超出人的忍受力。拿上海来说，2000年的统计数据显示，上海中心城区（9个老市区）的平均人口密度为

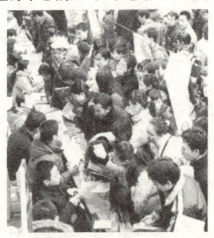

山西大学举办2006届毕业生双向选择招聘洽谈会，现场场面火爆。当日，共有110个用人单位到洽谈会现场招聘，5000余名学生参加了招聘会。

每平方公里 23 944 人（理想的城市居住密度是低于 1 万），远高于东京、巴黎、纽约等都市。

拥挤的环境会使人产生一系列的应激反应，如血压升高、皮肤电阻加大、出汗、肾上腺素增加，情绪不安、焦躁、烦闷等，甚至有突发应激性精神病的极端例子。另外，还可能增加吵嘴、打架、偷窃等侵犯行为，以及事故（如交通事故、踩踏事件）发生的可能性。

灾难：灾难包括自然灾害和人为灾害，也就是天灾人祸。1976 年的唐山地震使几十万人的生命在顷刻间毁于一旦；1998 年的特大洪水淹没两岸大片农田、村庄，使沿江城市受到极大威胁，损失数以亿计；2001 年 9 月 11 日纽约世贸中心南楼遭到被劫持联航 175 航班撞击发生爆炸，造成将近 3 000 人丧生，清理工程耗资八亿美元，历时八个多月。

灾难不仅使人的生命财产遭受巨大的损失，还会给人们带来很多健康后遗症。经历了灾难的人们，会出现许多心理上和生理上的不适，如恐慌、焦虑、脆弱、头痛、疲劳、疾病等等，被称为"创伤后应激综合症（PTSD）"。2002 年 3 月《新英格兰医学杂志》上一篇报告载："世贸中心遭袭后，成千上万的曼哈顿居民产生了严重的必须接受治疗的心理障碍。"研究者电话采访了 1008 名曼哈顿居民，结果发现 7.5%的受访者所描述的症状符合创伤后应激综合症的症状，而 9.7%的受访者所描述的症状符合抑郁症的症状。这两个数字的引申意义是，可能有 67 000 名曼哈顿居民出现创伤后应激综合症，有 87 000 名居民患抑郁症。而地理位置越接近世贸中心，则对恐怖袭击的反应越强烈，住在世贸中心附近的居民出现创伤后应激综合症的比率达 20%。

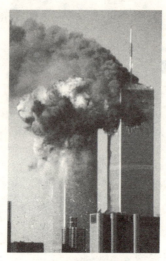

世贸中心遭袭的瞬间

工作应激

工作应激又称工作压力或职业压力。现代社会中,由于竞争激烈、科技发展迅速、生活节奏加快,使每一个工作着的人都感到不同程度的压力。美联邦政府估计每年有10万美国人死于与工作有关的疾病,有39万人染上与工作有关的疾病,另有1.4万人死于工作突发事件,有220万人因工伤残,而严重的工作应激可能是导致这些事件的原因。

Cooper 和 Marshall(1978)对白领工作人员的工作压力研究发现,引起工作压力的因素主要有工作本身的因素(工作负荷、时间压力、缺少自由等)、组织中的角色(不同人之间的冲突、不同角色间的冲突、不同任务间的冲突)、工作中的关系(得到上级的支持、与同级之间的关系、组织和社会支持等)、职业发展(工作安全、辞职与升迁、自我实现等)、组织结构和组织倾向(组织价值观、决策方式、领导风格、解决冲突的方法等)。

第六章 健康杀手：哪些行为威胁着你的健康？

凌文辁、方俐洛、黄红（2004）的研究表明工作应激与角色压力（主要包括角色模糊、角色冲突、工作过载三个因素）及澄清愿望呈正相关。

对工作应激的研究表明，应激会对工作者个人及其所在的组织产生消极的影响。研究发现，工作应激可增加个体患生理和心理疾病的概率，这些疾病包括头疼、头晕、心跳过速、高血压、肠胃失调、溃疡、心脏病、癌症、肌肉紧张、睡眠障碍、抑郁、神经衰弱、自杀倾向等。而且过度的工作应激会影响员工对组织的承诺、内在满意感、工作动机，造成工作绩效低下、缺勤、离职等现象的发生，还会引起人际关系困难，家庭婚姻生活失败，生活质量降低，甚至引发异常行为。

《财富（中文版）》2004年完成的《压力与健康——中国高级经理人压力状况调查》显示，近70%的经理人觉得自己的压力较大或者极大。绝大多数的经理人认为压力已经给他们的工作和生活带来众多负面的影响。其中，48%的人认为压力导致工作效率降低，30%认为导致对工作缺乏兴趣，42%认为导致出现失眠或其他睡眠问题，40%认为导致消极情绪产生。

员工如果承受工作应激，对自己的工作缺乏满意感，往往会使组织面临着低生产率、产品质量下降、员工的高旷工率、士气不高、事故增多和高的跳槽率等问题。英国的一项研究表明，在20世纪80年代，英国公司由于工作应激造成的损失是劳资纠纷的10倍。

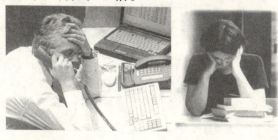

小测试

工作压力自测

这份测试的目的是评估压力的起因,你不必花很多时间去思考一道问题,只需凭第一感觉尽可能快地答题(1代表从未,2代表偶尔,3代表经常,4代表不断或几乎每次都是)

1. 我被委派的工作量多到无法愉快胜任　　1 2 3 4
2. 我被指派的工作困难到无法顺利完成　　1 2 3 4
3. 工作中的干扰太多　　1 2 3 4
4. 我无法确定何时该做何事　　1 2 3 4
5. 我在同一个时间被不同的人指派做不同的工作

　　1 2 3 4
6. 我周围的人使我感到恼怒　　1 2 3 4
7. 我担心我的工作无法达到标准　　1 2 3 4
8. 危机总是不停出现　　1 2 3 4
9. 我的工作量总是不可预测地出现变化　　1 2 3 4
10. 我在白天结束时总是感到精疲力竭　　1 2 3 4
11. 我对工作感到厌倦　　1 2 3 4
12. 我的工作过于简单　　1 2 3 4
13. 我对物质条件、噪音感到厌烦　　1 2 3 4
14. 我的工作似乎无关紧要,而且要求不高　　1 2 3 4
15. 流言蜚语或暗箭伤人的情形实在太多了　　1 2 3 4
16. 我周围的人太缺乏幽默感了　　1 2 3 4
17. 我的工作量不足以使我保持忙碌　　1 2 3 4
18. 我期望发生一些令人兴奋的事情　　1 2 3 4

第六章 健康杀手：哪些行为威胁着你的健康？

> 19. 我周围的人全都令人厌烦　　　　1 2 3 4
> 20. 我的工作不断重复而且单调乏味　　1 2 3 4
>
> 前十题的分数加起来得到你的P分，后十题的分数加起来得到你的T分。二者可以勾勒出你工作中固有的压力。简言之，工作量过少或者过多都可以造成你的压力。
>
> P和T分都小于等于23分：你能工作得很愉快，且不受压力苦恼；
>
> P分高于23分：和大多数人一样，你的工作有压力；
>
> T分高于23分：你的工作倾向于枯燥乏味，而且你有可能感觉未获重用，或者感到不满；
>
> P和T分都高于等于29分：你目前可能觉得工作压力让你喘不过气来。
>
> （本测题引自德惠公司试题库）

社会应激

应激理论认为，社会环境发生变化会形成应激，因为这些变化需要机体动员心理资源作出心理适应。在变化的情境下，个人会觉得受到某种程度或种类的威胁，压力使其付出额外的精力以保持身心平衡。社会应激可以是因为性别、年龄、文化水平引起的应激，也可是国家体制、政策的变化、经济的变革等引起的应激。

比如，社会的转型意味着社会体制发生重大的改变，毫无疑问会对社会成员构成强烈的心理应激。东欧在社会转型期青壮年死亡率急剧上升，30—49岁男性的死亡率，俄罗斯提高了70%—80%，乌克兰提高了30%—50%，保加利亚、匈牙利和罗马尼亚提高了 10%—20%；同一年龄段女性死亡率，俄罗斯提高了 30%—60%，乌克兰提高了 20%—30%，保加利亚、匈牙利和罗马尼亚提高了 8%—15%。

技术应激

技术应激（techno stress）一词是由克瑞格·柏偌德（Crag Brod，1984）最先提出的。他在《计算机革命的代价》一书中，把技术应激解释为"不能以健康的方式处理新的计算机技术而引发的现代适应疾病"。克瑞格·柏偌德认为技术应激不仅包括计算机恐惧、计算机焦虑，还更普遍地涵盖着以机器为基础的应激问题，其实质是个体或组织对新技术介绍和操作的无能而产生的反应。

技术应激以技术恐惧和过度依赖两种形式普遍存在于当今世界。1990 年，两位对技术恐惧进行十几年研究的美国心理学家 M.Weil 和 L.D.Rosen 认为，技术恐惧是指人与计算机和与计算机相关的技术之间交互作用产生的焦虑，或对计算机及其操作与社会冲击产生的消极态度，以及在与现实的计算机相互作用或当考虑未来可能的相互作用时产生的消极认知或内在自我批评性的看法。此外，他们的一项大规模调查研究结果表明，成人和青少年对技术产品的恐惧与过度依赖是比较普遍的心理反应。

给应激把脉：应激的评估

生理评估

应激往往会引起人体一些生理指标的变化和生物化学的反应。生理指标包括血压、心跳、呼吸、皮肤电等，目前已经有精确而且便携式的仪器可以单独或综合测查这些指标，比如生物反馈仪。而生化反应包括肾上腺分泌的激素量的变化，研究者可以通过测量糖皮质固醇和儿茶酚胺的量来评估应激。

这种生理评估的方法具有直接、客观、可靠、易量化等优点。但是这种测量方式本身是昂贵的，而且会受个体的性别、体重、饮食等各种因素的影响。更重要的是，这种测查本身对个体来说就是一种压力。

生活中的巨硕：生活事件评估

从20世纪50年代晚期到60年代早期，研究者开发出许多测量应激的自陈式评估工具。其中最常用的是本书之前提到的美国华盛顿大学医院精神病学家 Thomas H.Holmes 和 Richard Rahe（1967）开发的社会再适应评估量表（SRRS）。该量表列出了43项生活事件，赋予每个事件一个数值以反映其压力程度，并按应激大小依次排列。被试需要从中挑出他们在最近6—24个月中曾经经历过的事件，并将这些事件的分数相加，所得总分即每个人的压力得分。Holmes 和 Rahe 在一组研究中发现这一分数与个体10年内的重大健康变化有关。

生活事件	平均值	生活事件	平均值
1. 配偶死亡	100	23. 子女离家	29
2. 离婚	73	24. 姻亲纠纷	29
3. 夫妇分居	65	25. 个人取得显著成就	28
4. 坐牢	63	26. 配偶参加或停止工作	26
5. 亲密家庭成员丧亡	63	27. 入学或毕业	26
6. 个人受伤或患病	53	28. 生活条件变化	25
7. 结婚	50	29. 个人习惯的改变（如衣着、习俗交际等）	24
8. 被解雇	47	30. 与上级矛盾	23

续表

生活事件	平均值	生活事件	平均值
9. 复婚	45	31. 工作时间或条件的变化	20
10. 退休	45	32. 迁居	20
11. 家庭成员健康变化	44	33. 转学	20
12. 妊娠	40	34. 消遣娱乐的变化	19
13. 性功能障碍	39	35. 宗教活动的变化（远多于或少于正常）	19
14. 增加新的家庭成员（如出生、过继、老人迁入）	39	36. 社会活动的变化	18
15. 业务上的再调整	39	37. 少量负债	17
16. 经济状态的变化	38	38. 睡眠习惯变异	16
17. 好友丧亡	37	39. 生活在一起的家庭人数变化	15
18. 改行	36	40. 饮食习惯变异	15
19. 夫妻多次吵架	35	41. 休假	13
20. 中等负债	31	42. 圣诞节	12
21. 取消赎回抵押品	30	43. 微小的违法行为（如违章过马路）	11
22. 所担负工作责任方面的变化	29		

社会再适应评估量表（SRRS）来源：Thomas H.Holmes & Richard Rahe（1967）

Holmes 等提出，若一年不超过 150 分，来年可能是平安的；若在 150 到 300 分之间，则有 50% 的可能性来年患病；若一年累计超过 300 分，则预示今后 2 年内将有重大的病患；若超过 300，来年患病的可能性达 70%。1976 年 Holmes 等报道，从回顾性和前瞻性调查发现，心脏病猝死、心肌梗死、结核病、白血病、糖尿病、多发性硬化等与压力总分升高有明显关系。

SRRS 的优点在于它的项目涵盖了确实让大多数人感到压力的事件，且每个事件的数值都是经过大量成人样本的评估而得。但是，该量表似乎没有考虑这些生活事件对每个人的意义或冲击是不一样的，而且没有区分人们想要的和不想要的事件。比如无论经济状况变好或是变坏，得分都是相同的。这些，都降低了该量表的精确度。

Barbara Dorenwend 等（1978）设计开发出了比 SRRS 更为复杂的生活事件量表——精神病流行病学研究访谈（PERI）生活事件量表，这份量表共有 102 项。这些项目分为工作、经济、家庭、健康等 11 个类别。与 SRRS 相同的是每个项目都有设定好的数值，被试只要挑出在一段时间内曾经发生的事件即可。

我国学者郑延年、杨德森（1983），张明园等（1987）参考了 Holmes 和 Dorenwend 及国内其他人编制的量表后先后编制了适合国情的生活事件量表（Life Events Scale, LES）。张明园等编制的量表，共 65 个项目，包括学习、婚姻、健康、家庭、工作与经济、人际关系、环境问题、法律政治八个因子；负性事件、恶性事件、中性事件、总分四个综合评分；以及青年（18—29 岁）、中年（30—49 岁）、更年（50—59 岁）和老年（60 岁以上）四个年龄阶段，并取得了正常人群及不同年龄组的常模，已在临床和研究中应用。

生活事件量表（LES）

指导语：生活中您会遇到各种各样的事件或问题，这些事件和问题对精神或心身健康可能会有影响。请您告诉我，您在最近一年中，曾经遇到过下列事件或问题吗？如果有，请说明是什么时候发生的。

序号	生活事件	合计	青年	中年	更年	老年
1*	丧偶	110	113	112	100	104
2**	子女死亡	102	102	106	97	84
3***	父母死亡	96	110	95	81	60
4	离婚	65	65	68	61	60
5***	父母离婚	62	73	58	53	54
6**	夫妻感情破裂	60	64	60	53	56
7**	子女出生	58	62	60	49	48
8***	开除	57	61	52	54	74
9***	刑事处分	57	49	59	62	80
10***	家属亡故	53	60	52	44	32
11**	家属重病	52	56	53	48	37
12**	政治性冲击	51	47	52	51	71
13	子女行为不端	50	51	52	47	46
14	结婚	50	50	50	50	50
15**	家属刑事处分	50	43	53	54	53
16**	失恋	48	55	45	44	42
17*	婚外两性行为	48	48	52	41	39
18**	大量借贷	48	43	50	49	53
19*	突出成就荣誉	47	43	49	47	47
20*	恢复政治名誉	45	41	46	51	47
21	重病外伤	43	42	43	46	46
22*	严重差错事故	42	42	41	47	40
23***	开始恋爱	41	45	36	38	57
24**	行政纪律处分	40	36	43	42	43
25	复婚	40	42	40	36	35
26***	子女学习困难	40	34	44	44	29
27***	子女就业	40	29	44	52	39
28**	怀孕	39	44	38	33	27
29*	升学就业受挫	39	41	39	41	26
30***	晋升	39	28	44	47	40
31***	入党入团	39	29	41	53	59
32**	子女结婚	38	34	41	39	33
33	免去职务	37	36	38	36	34
34***	性生活障碍	37	42	36	32	19
35***	家属行政处分	36	31	40	42	36
36	名誉受损	36	37	37	35	33
37*	中额借贷	36	32	38	40	33

38 ***	财产损失	36	29	40	43	34
39 ***	退学	35	44	30	33	33
40 ***	好友去世	34	40	33	28	26
41	法律纠纷	34	32	35	34	37
42 ***	收入显著增减	34	28	38	42	23
43	遗失重要物品	33	31	34	39	31
44 ***	留级	32	38	29	30	26
45	夫妻严重争执	32	30	34	29	28
46 ***	搬家	31	22	36	39	25
47 *	领养继子	31	32	32	29	16
48 ***	好友决裂	30	36	28	25	23
49 **	工作显著增加	30	25	31	35	38
50 **	小量借贷	27	23	30	32	20
51 ***	退休	26	18	28	35	29
52	工种更动	26	25	27	26	25
53 *	学习困难	25	26	25	23	17
54	流产	25	25	26	25	23
55 *	家庭成员纠纷	25	23	25	29	19
56 **	和上级冲突	24	21	27	23	30
57	入学或就业	24	26	25	23	14
58 **	参军复员	23	20	23	32	25
59 *	受惊	20	20	21	25	14
60	业余培训	20	20	21	22	16
61	家庭成员外迁	19	17	20	20	19
62	邻居纠纷	18	16	20	21	17
63 *	同事纠纷	18	16	20	19	16
64 ***	睡眠重大改变	17	12	19	21	25
65 ***	暂去外地	16	12	18	18	22

F检验，*** $P<0.001$ ** $P<0.01$ * $P<0.05$

其他比较有名的生活事件评估量表还有生活经验调查表（The Life Experiences Survey，LES），不愉快事件量表（The Unpleasant Events Schedule，UES），大学生压力问卷（Undergraduates Stress Questionnaire）等等。

滴水成渊：日常琐事评估

我们经验到的压力并非全部来自重大生活事件，日常的琐事也可能带来压力。因此，Kanner等（1981）编制了一个用来测量日常不愉快或可能具有伤害性的事件量表——琐事量表（Hassles Scale）。该量表共有117个项目，被试从中挑出过去一个月内曾发生的事件，并评估"有些严重"、"较为严重"和"非常严重"。Lazarus等测试了一百位中年人，并在九个月内，每个月测试一次，发现最常出现的十件琐事依次是关心体重、担心家人的健康、日常用品涨价、维持家计、有太多事情要做、遗忘或遗失东西、跑码头或到外地工作、财产、投资或赋税、犯罪、外貌。Lazarus（1984）认为生活事件评估与日常琐事评估之间只有一点重叠的部分，琐事量表比生活事件量表更能精确地预测心理健康。

但另一方面，琐事量表遭到了含有混淆项目的批评。比如说"关心体重"这一项会反映疾病，而不是预测可能发生的疾病。

哪些因素影响着个体对应激程度的评估？

为什么人们对同样的应激事件会有不同的反应？并且有时候同一个人在不同时间经历同样的应激事件也会有不同的结果呢？

原来，应激源的存在是产生应激的必要条件，但有了应激源之后不一定都会产生负性的应激反应，还有一些其他的中介变量在起作用。这些中介变量有很多，主要包括社会支持、控制感、个性特征、个体的认知评价、行为模式等。

社会支持

社会支持是个体知觉或接受到的他人从精神、物质、信息等各方面的多种支持。社会支持可以是来自家人、亲戚、朋友、同事,或者社会团体;其内容可以是情绪的支持、尊重的支持、实质的或工具性的支持、信息的支持、网络的支持,等等。拥有社会支持的人相信他们是被爱、被关心、被尊重、有价值的,他们认为自己是社会网络的一部分。这一网络能提供物品、服务、关心,并在个体需要或遭遇危险时互相保护。

研究发现人们有一种倾向,即当处于应激事件中时,总是要向他人寻求支持和安慰。如果这时缺乏外界的支持,就会增加个体体验到的应激源强度,降低对应激的承受力。而如果个体生活在关系密切、相互关心的人群中,其应激的后果会较轻。Felming 等(1982)研究社会支持对住在三厘岛废弃核能场附近居民的压力的影响,发现得到高度情绪支持的居民比得到较少支持者会较少出现心理压力和认知障碍。

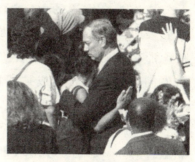

9·11 事件后,人们互相安慰

控制感

有时候,真正对人构成威胁的不是应激事件本身,而是人们认为事件的"不可预知性"和"不可控性"。一般认为一件不可控制或不可预见的事情对人的威胁最大,而反复出现、事先已有预料或已做好了应对刺激的精神准备时,应激效应较小。心理学家曾对两组接受手术的患者做实验。对其中一组在术前向他讲明手术的过程及后果,使患者对手术有了准备,对手术带来的痛苦视为正常现象并坦然接受。另一组不作特别介绍,患者对手术一无所知,对术后的痛苦过分担忧，对手术是否成功持怀疑态度。结果手术后有准备组比无准备组止痛药用得少，而且平均提前三天出院。

控制感包括对控制的信念以及自我效能感。控制的信念分为内在控制观和外在控制观两种。相信能控制自己的成败的人称为拥有内在控制观；而相信自己的生活掌握在如运气之类外在因素的人则属于外在控制观。有很多早期的研究表明，持外在控制观的人，会感到无助，感到自己无法避免消极的结果，最终放弃追求他们的目标。自我效能感是指人们对自己能否完成某项特定任务或应付某种情景的自我判断。2003年非典期间，北京大学心理学系和新浪网联合对608位网友进行调查，发现本次调查结果显示，自我效能感强的人，恐慌度明显较低，更相信疫情能较早控制，更少会愿意支付高价购物，更善于分辨不同物品与非典的相关性和预防的有效性，消费行为相对更为理性。

个体对应激源是否具有控制感是极为重要的。肖健、G.米布芬尼（1996）研究了电击的可预期性和行为控制对大鼠免疫功能的影响。实验结果表明，不能躲避组大鼠脾淋巴细胞转化受到抑制，而可躲避组大鼠变化不明显。这一结果进一步支持了控制感在应激引起的免疫功能的变化中起重要作用。

Lin 和 Peterson（1990）研究发现缺少自控感的人，比有较强自控感的人生活习惯差，容易患病，且较不会主动积极地寻求治疗。

性格

根据 Suzanne Kobasa 和 Salavatore Maddi（1977）的研究，坚毅（hardiness）的性格可以区分哪些人在压力下会生病，而哪些人不会。他们认为坚毅包括三个特征：控制，即认为自己能影响生活的信念，也就是前面提到的控制感；承诺，即对生活的事件、活动和人物所感到的目的性，拒绝放弃；挑战，即将改变视为成长的机会，而非对安全的威胁。

另外一些研究者也提出了类似的可保护人们免受应激事件影响的其他性格特质。如一致感，即个体将世界视为可理解的、可控制的、有意义的；以及韧性，即那些虽然自幼成长在艰难的环境中，但仍然发展为有能力、适应良好的人，等等。

关于坚毅的性格如何影响健康的机制问题，有的观点认为，坚毅的人能更好的处理压力情境；还有的观点认为，坚毅的人更能吸引或寻求社会支持。

认知

认知评估在增加应激感和缓解应激中有着重要作用。同样的应激情境对有些人来说重如泰山，而对另一些人则轻如牛毛，这与认知因素有关。

当一个人面对应激事件时，在没有任何实际的应激反应之前会先辨认和评估应激事件。如果把应激事件的威胁性估计过大，对自己应对的能力估计过低，那么应激反应也必然过于强烈。正如古希腊哲学家伊壁鸠鲁说的，"人类不是被问题本身所困扰，而是被他们对问题的看法所困扰"。

行为模式

心脏学家 Meyer Friedman 和 Ray Rosenman 在 20 世纪 50 年代意外发现了 A 型行为模式。他们原本要研究患有心脏疾病的男性与他们的太太在胆固醇摄取量上的差异，结果有一位太太说："如果你真想知道我们的先生为什么会得心脏病，我告诉你，那就是压力，他们在工作上的压力，都是压力惹的祸!"于是,Friedman等把研究的重点转向寻找与心脏病患者背景相似的健康人在压力及相关行为特征上的差异。比较的结果发现在行为及情绪形态上,心脏病患者比健康者更倾向于表现出A型行为模式。

A型行为模式的人表现为个性强、过分的自负、强烈的竞争意识、固执、好争辩、说话带有挑衅性、急躁、紧张、好冲动、大声说话、做事快、走路快、说话快、总是匆匆忙忙、富含敌意、具有攻击性等。A型行为模式的人对应激事件的反应,无论在心理、行为和生理上都比较快也比较强,常常把应激源解释为对个人控制的威胁。

与之相对应的B型行为模式则表现为安宁、松弛、随遇而安、顺从、沉默、声音低、节奏慢等。

Temoshok(1987)又提出了C型行为模式的概念,即癌症行为模式。C型行为模式表现为因不善于宣泄和表达严重的焦虑、抑郁而过分压制自己的负性情绪,尤其是竭力压制原本应该发泄的愤怒情绪。与此相应的是一系列退缩的表现,如屈从于权势,过分的自我克制,回避矛盾,姑息迁就、忍耐、谦让、宽容、依顺、合作性强,为取悦他人或怕得罪人而放弃自己的需要等。这些常常因为无力应付生活压力而感到绝望和孤立无援的人,其癌症的发生率可高出常人3倍以上。

应激给我们带来什么?

应激与行为

大量研究表明,吸烟、酗酒、自杀和反社会等不良行为与应激有着密切的关系。近二十多年来,在我国改革开放和经济发展的同时,与应激密切相关的行为问题也在增加。

1982年，国内12地区精神流行病学调查中，我国自杀率为8.5/10万；1987—1989年，《中国统计年鉴》公布我国自杀率在17/10万左右；1993年，国内7地区精神流行病学调查自杀率为22/10万，是同期国际平均自杀率的两倍多（国际平均自杀率为10/10万）；2002年，北京回龙观医院公布了他们7年的调查结果——自杀已成为中国全部人口第五位死因、15—34岁人口第一位的死因。另外，据全国9个城市4种职业人群的调查，我国的酒精依赖率为37.23‰，其中男性57.89‰，女性0.92‰。1995—2000年我国在白酒年消费保持稳定的情况下，啤酒年消费量增加了30%以上。

另一项研究显示，应激强的人比较容易出现增加患病或受伤几率的行为。研究发现，那些遭遇强应激的儿童和成人比其他人容易发生意外伤害。

应激与心理

应激可引起负面的情绪反应。我国国家教委在对全国12.6万名大学生进行抽样调查结果表明，大学生因心理压力而患心因性疾病的比率高达20.23%。

应激状态产生的心理反应首先表现为相伴的一系列情绪体验，如愤怒、焦虑、恐惧、嫉妒、内疚、抑郁、悲伤、绝望等，从而对人产生消极的影响。比如抑郁的情绪让个体对周围事物冷漠，对生活失去乐趣，自信心下降，严重时会令人感到绝望，甚至导致自杀行为。其次，应激状态所造成的心理失衡会干扰心智功能的正常发挥，容易形成思维紊乱，导致应激性障碍、适应性障碍及记忆力下降等问题。

斯坦福大学研究与应激相关病症的权威人士罗伯特·萨珀斯卡说，在任何年龄段的人群中，应激都会引起轻度的认知问题，这一问题在阿耳茨海默氏病（早期老年痴呆症）中可以看到，即健忘、无法集中精力以及行为功能失调。他说，尽管没有证据证明应激更易使人得这种病，但是应激会明显加重病情。

应激与生理

应激状态的生理反应主要表现为引起植物神经系统、内分泌系统和免疫系统的变化。

在应激状态下，植物神经系统中交感神经活动增强，动员机体潜能，立即采取行动应付紧张刺激。这一方面促使心血管系统机能迅速变化，血液循环加快，另一方面促使肾上腺髓质分泌儿茶酚胺来增强代谢过程。此时，心跳加快、脾脏收缩，肝脏释放糖元为葡萄糖，皮肤和内脏血管收缩，使肌肉和大脑有充分的血液供应，呼吸加深，支气管扩张，加快了血氧置换的速度，血凝速度加快，使危急情况下减少出血。若个体长期、持续地处于应激状态就可能引起心血管疾病、呼吸道和消化道疾病。

孙飙、汤珍秀（1997）运用条件反射方法，建立了大鼠慢性心理应激模型，发现慢性心理应激可导致大鼠动脉血压升高、心律失常发生率高、持续时间长等症状；瑞士研究者在2004年的一项研究中报告，来医院求治的心房颤动（AF）病人反映，心理应激是最常见的触发心房颤动的因子。

另一方面，在应激状态下，神经内分泌系统的活动也会发生变化。除肾上腺髓质系统的作用外，肾上腺皮质系统分泌的糖皮质激素和盐皮质激素，也参与应激反应。它们为应付紧急状态，升高血糖、储备能量和调节盐和水的代谢。同时，在应激状态下，甲状腺素、生长素以及性腺激素等也会发生相应变化。因此，长期的持续的应激状态会导致神经内分泌系统的紊乱，引发糖尿病、肥胖症、不孕等问题。

德国海德堡大学附属医院的科学家通过试验研究从分子水平上证实应激不但会使人体血液中肾上腺素等浓度升高，而且会激发人体细胞内一种特殊蛋白质的活性，从而引起一些炎症，并对人体内一些正常代谢过程起阻碍作用，以致损害健康。

此外，应激对免疫功能也会产生广泛的影响。目前认为，机体保持平衡，主要依赖于中枢神经系统（CNS）、神经内分泌系统（NES）和免疫系统（IMS）的相互调节和制约。作为外环境刺激的主要控制、解释和聚合部位的免疫系统，可通过下丘脑—垂体—靶腺轴影响神经内分泌系统；而神经内分泌系统的一些激素（如促肾上腺皮质激素释放因子）可促使淋巴细胞释放具有免疫活性的免疫介质，影响细胞免疫和体液免疫应答。此外，植物神经系统通过分布在免疫器官的神经纤维，也可影响淋巴细胞的生长和释放。长期持续的应激可引起风湿性关节炎、多发性硬化症、狼疮、感冒、过敏、癌症等疾病。

Morag 等在实验室控制条件下给被试注射疫苗的研究发现，痛苦和焦虑分值高的个体对注射疫苗的免疫反应比对照组延迟且微弱，部分被试的疫苗寿命显著短于平均水平。这一试验证明了应激会对免疫功能产生影响。

应激应对

应对（coping）的界定至今尚未达成一致看法。王淑敏、李敏（2004）综合 Lazarus & Folkman（1984）、Ray & Lindop &

Gibson（1982）、Frydenberg & Lewis（1991）、Olbrich（1990）、Eisenberget 等（1997）、Compas B.E.等（2001）的定义，把应对的定义归纳为五层意思：（1）应对是尝试解决特定压力问题或感受，但未必能最终解决或消除；（2）应对是个体面对压力时的一切情绪性、认知性和行为性的活动；（3）应对是一个随着时间和情境不断发生变化的动态过程；（4）应对受压力情境本身特点的影响，同时也依赖于个体的生理、认知、社会和情绪的发展水平和认识评价；（5）应对是个体有意识地认知评价内外环境压力和自身应对资源，有意识地选择和应用应对策略的过程。由此可见，应对不是孤立存在的，它处在应激与适应的中介位置。

应对有两种途径。当人们相信他们的资源或许可以改变应激情境时，他们倾向于采用问题应对的策略。比如在工作压力大的情况下，个体可以辞掉他的工作，找一份轻松一些的工作，或者去学习一些工作所需的知识、技能。Endler 等的一项研究表明，内控型的个体在压力情境下往往采取问题应对方式。

当人们相信自己不能改变应激情况时，他们倾向于采取情绪应对的策略。比如寻求社会支持，改变自己的认知方式，从而调节自己面对压力时的情绪反应。

我国学者俞磊（1994）认为个体的应对可以有三种途径：① 改变问题本身的应对；② 改变个体对问题认知方式的应对；③ 改变由问题引起的情绪危机的应对。

人们采取各种不同的方式来应付应激。这些方法包括直接行动、寻找信息、认命、接受事实、情绪调适、否认、压抑等。这些方法中有些是增加个体面对问题的注意力，有些则促使个体逃避问题。

第六章 健康杀手：哪些行为威胁着你的健康？

应对方式受个体的年龄、性别、遗传素质、人格特质等稳定因素，以及应激程度、可控程度、情境的可变性、个体对情境的主观理解及评价等情境因素的影响。因此，没有一种最好的应对方法，也没有单一的方法可以有效应对所有应激。

面对应激，我们还能做些什么？

之前，我们已经分析过社会支持、控制感、个性特征、个体的认知评价、行为模式这些因素作为应激的中介变量影响个体对应激事件的评估。同样，在个体感受到应激以后，这些因素也可以帮助个体降低对应激程度的评估，缓解其因为应激所带来的紧张、焦虑等消极体验。个体可以借由参与社交、特殊团体等活动而建立或修复自己的社会支持体系；可以通过付出和承担责任而提升自我控制感和坚韧度；可以用更好的方式来管理他们的生活，如时间管理、保持良好的生活习惯，从而改善自己不良的行为模式。

Kobasa（1985）指出，健身活动具有减轻应激反应以及降低紧张情绪的作用。健身活动不仅可以强身健体，还提高心血管机能和耐受能力，强化免疫系统，锻炼人的意志，增加人的心理坚韧性，缓冲压力。Long（1993）要求一些高应激反应的成年人参加散步或慢跑训练，或接受预防应激训练。结果发现，接受其中任何一种训练方法的被试者都比控制组被试（未接受任何方法训练的被试）处理应激情景的能力强。

有时，人们所学习的简单的应对技巧，在处理强烈的、前所未有的、残酷的应激时并不适用。因此，专业人士可以通过一些技术来帮助人们有效地缓解应激的困扰。这些技术包括：

◇ 药物取向的治疗，如使用一些抗焦虑药。这种方法通常被认为只具有短暂的效果，在紧急关头时最有效。

◇ 行为及认知取向的治疗：如系统脱敏法、肌肉放松法、生物反馈、示范、认知重组等。这些方法主要把焦点集中在行为或者认知历程上，在实践中的效果较好。

◇ 多重模式取向：治疗者通常会发现，来寻求治疗的人，他们的问题常常是多维度、多层次的。所以仅用一种疗法是有局限的，最有效的方法是涵盖各种取向的方法，这里包括安慰剂、催眠、放松训练、认知疗法、家庭疗法等等。

目前，国际上对缓解应激问题的研究已深入到管理、社会和卫生服务等各领域。在现实生活中，有一些应激源是个体无法回避的，比如噪音、污染等，必须通过政府的宏观管理来解除和控制这些应激源。政府可以从改善可能成为应激因素的社会生活环境入手，通过社会物理工程加以处理，如改善环境、交通、居住和工作条件等；通过社会工程来处理因社会应激或不适当的要求所造成的应激状态，重建人与人之间的新关系、新环境等等。另一方面，政府还应当鼓励和扶持关于我国人群目前承受应激的状况、应激形成规律、管理应激的策略和技术方面的研究，用于卫生服务，促进人类健康。

第六章 健康杀手：哪些行为威胁着你的健康？

小测试

你的应激过度么？

从科学的角度来看，适度的应激对工作生活有利，也对健康有利，只是心理应激的度不好掌握。心理应激到底在什么情况下就是过度了呢？如果你经常处于下列情绪中，那么你面对的压力可能已经超过了可承受的限度：

- 当你经常有放声大哭的冲动时；
- 当你面对一些不知如何处理的情况而表现出神经质时；
- 你很难集中精神，若短时间内需要作出决定时，你会不知所措；
- 你往往为了别人的一句话，或者微不足道的一件事情大发雷霆，觉得受到伤害；
- 有时你会觉得身旁的人对你虎视眈眈，自己的言谈举止也都在被监视中；
- 你时常在吃东西，尽管你并不觉得饥饿；
- 你习惯于用烟和酒来缓解紧张的情绪，否则心情久久不能平静下来；
- 有很长一段时间你没有酣睡的经历，晚上不是失眠就是时常惊醒；
- 你对性生活失去兴趣，觉得身心疲惫；
- 你凡事都习惯往坏处着想，对别人缺乏信心，认为人人都是自私自利的。

小知识

21世纪的妇女及其面临的压力

在过去的30年中女性的社会地位发生了重大变化。这在产生积极影响的同时,也给女性带来了一些压力。(1) 在承受压力过程中,女性的心理、身体均可产生变化。有研究证明,一些压力可影响妇女健康而且有证据表明这种机制与女性患心脏病及骨质疏松症密切相关。因此,健康心理学家要全面理解压力对女性的影响,必须全面理解社会环境压力造成的具体疾病的后果和产生这些后果的生物学机制。

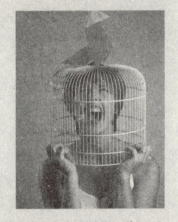

(2) 女性工作。妇女全日制工作一方面对其身心有益,但另一方面又使其承受由性别本身引起的诸多压力及心理困扰。首先是男女受雇于不同部门的平等机会,其次是平衡工作与家庭的关系。(3) 家庭压力。妇女工作回家后要从事家务工作,这种家庭角色及工作角色的相互冲突影响她们的心理健康。另外,离婚率的上升使单身母亲的人数增加,有更多的妇女独立抚养孩子,造成一系列的长期压力,从而影响她们的健康及幸福。经济上的贫困对于单身母亲是最大的压力。(4) 人口老龄化。随着医疗技术的进步、社会环境的改善和人们对健康的日益重视,人口老龄化是一个重要的趋势。妇女超过 65 岁的人数远远多于男性，85 岁的老人大约 72%是妇女，这种趋势显示女性要面临贯穿其一生的压力，不只是寡居及逐渐增加的年龄，还包括中年及更年轻的妇女要越来越多地对年长的父母提供照顾。于是又承受性别赋予的更多种的压力。（5）健康问题及后半生的身体功能下降。不管女性的婚姻状况如何，她们在晚年都可能遭受慢性疾病及恶劣健康状况的困扰，需花更多的时间来应付慢性疾病及身体功能衰退所造成的诸多不便。许多 80 岁以上的妇女比同龄男性多 1—2 种慢性疾病。

（摘自《国外医学护理学分册》2003 年第 22 卷第 5 期《社会结构、压力对妇女健康的影响》）

二、吸烟：召唤疾病的行为

2004 年 12 月，美国一位空姐控告美国烟草公司称，由于在工作中吸"二手烟"（即间接吸烟）而导致她患上了支气管炎和鼻窦炎，因此她向法院提起诉讼，要求向烟草公司索赔 50 万美元。美国佛罗里达州第三上诉法院 22 日作出裁决，支持了她的诉求。这个裁决为美国 3000 件类似案件开了"绿灯"。

据美联社 2004 年 12 月 22 日报道，这个裁决是为前美国环球航空公司空姐林·弗伦奇作出的。在 1990 年美国国内班机禁止吸烟前，一些飞机乘务员因在工作中长期吸"二手烟"患上了各种疾病。1997 年，这些本人不吸烟的患病飞机乘务员与美国烟草业达成一项3.49亿美元的解决方案。

烟：七厘米的毒棒

中国有句话，叫做"饭后一支烟，赛过活神仙"。

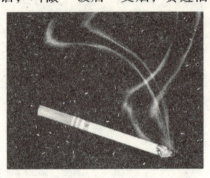

但殊不知，香烟的烟雾是A级致癌物！研究显示，一支烟燃着后的香烟可形成两升的烟雾，其中含3 800多种已知的化学物质，如一氧化碳、氢氰酸、氨气、尼古丁、多环芳香烃、苯并芘及β-萘胺等，它们绝大多数对人体有害，且有40余种已被证实的致癌物质。

吸烟可诱发多种癌症、心脑血管疾病、呼吸道和消化道疾病等，是造成早亡、病残的最大病因之一。据世界卫生组织的调查显示，烟草已经成为全球第二大致死因素。烟草每年夺去全世界约五百万人的生命（每十个成人中就有一人死于抽烟）。如果这种情况继续下去，到2020年，烟草每年造成的死亡人数将增至一千万。而现在的烟民中将有一半，即六亿五千万人将最终死于抽烟。在与吸烟有关的死亡病例中，慢性肺部疾患占45%，肺癌占15%，食道癌、胃癌、肝癌、中风、心脏病以及结核共占40%。但是，由于吸烟对人体的危害是一个缓慢的过程，需要经过较长时间才能显示出来，加之尼古丁又有成瘾作用，所以吸烟者很难意识到吸烟的危害性并成功戒烟。

烟草带来的经济损失更是不可估量的。除了治疗因烟草引起的疾病而花费的巨额公共卫生费用以外,烟草还蚕食着人们的生产能力,使家庭失去了养家糊口的主心骨,国家失去了健康强壮的劳动力。1994年的一项报告指出,全球每年因为使用烟草造成的净损失达两千亿!

另外值得一提的是,中国是烟草生产和消费大国,每年消耗的烟草占世界总销售额的1/3以上,据1996年全国吸烟行为流行病学调查估计,中国有男性烟民3亿,女性烟民2000万。据中国预防医学科学院估算,还有约4亿人受到被动吸烟的危害,因而我国有超过7亿的人直接或间接地受到烟草的危害。

在中国,与吸烟相关的死亡率统计结果是非常严重的。如果现有的吸烟模式持续下去的话,目前的年轻人中将有1/3死于烟草,其中一半以上的人将过早死亡,其死亡将发生在35—69岁期间。目前每天有2 000余人死于吸烟(主要是男性),到2050年将增至每天8 000人,每年将有300万人因吸烟而死亡。

吸烟:后患无穷

吸烟与癌症

吸烟致癌已经得到世界的公认。

肺癌

讲到肺癌,大家第一个想到的就是吸烟。经过全世界近30年的研究,包括动物实验和大量的病例分析,已公认吸烟是引起肺癌发生的最重要因素,特别是鳞状上皮细胞癌和小细胞未分化癌。曾有一项研究对美国、英国、加拿大3

个国家100万以上的人群进行了一次大规模对比观察，结果表明，吸烟者肺癌的发病率为不吸烟者的10.8倍；肺癌的年死亡率，不吸烟者为12.8/10万，每天吸烟10支以下者为95.2/10万，每天吸烟20支以上者为235.4/10万，比不吸烟者高18.4倍。研究者分析了香烟中不同的化学物质，其中不少化学物质既可以是致癌的启动剂，又可以是致癌的促进剂。美国科学家已发现，烟草中的致癌物质可导致肺癌基因的突变。另外，吸烟可降低自然杀伤细胞的活性，从而削弱机体对肿瘤细胞生长的监视、杀伤和清除功能。

正是因为这种认识，近二三十年来，英美等发达国家陆续开展戒烟运动，并收到了明显的效果。

目前，中国的肺癌发病率已占到我国主要城市中各种恶性肿瘤的首位，并已成为因癌症死亡的主要原因，其死亡率已超过世界平均水平。到目前为止，医学界仍然没有有效的办法进行初期检测和治疗转移性发展，肺癌患者的生存率相当低，大约85%的肺癌患者将走向死亡。

所以预防疾病的最佳方法就是减少香烟的消耗，尤其是在青少年人群中。新的研究证明，一些新的化疗药物对不同时期的肺癌有相当好的效果。这些新药包括：紫杉醇、氟胞苷和去甲长春花碱等。其中紫杉醇与卡铂的联合是目前通行的标准方案。

其他癌症

吸烟者喉癌发病率比不吸烟者高十几倍，膀胱癌发病率高3倍，这可能与烟雾中的β-萘胺有关。此外，吸烟与唇癌、舌癌、口腔癌、食道癌、胃癌、结肠癌、胰腺癌、肾癌和子宫颈癌的发生都有一定关系。临床研究和动物实验表明，烟雾中的致癌物质还能通过胎盘影响胎儿，致使其子代的癌症发病率显著增高。

吸烟与心、脑血管疾病

许多研究认为,吸烟是许多心、脑血管疾病的主要危险因素之一。

尼古丁可以刺激植物神经系统,引起肾上腺素分泌增加,使心跳加快、血管痉挛、血压升高,同时还可以损伤血管内皮细胞,使血清降低,血液中的游离脂肪酸和胆固醇含量增高,从而加速动脉硬化的发生和发展,引起周围血管及冠状动脉收缩、管腔狭窄,管壁增厚且粗糙不平,血流量明显减少,重者可引起闭塞。

吸烟者的冠心病、高血压、脑血管病及周围血管病的发病率均显著高于不吸烟的人。统计资料表明:冠心病和高血压病患者中 75%有吸烟史;冠心病发病率吸烟者比不吸烟者高 3.5 倍,死亡率高 6 倍;心肌梗死发病率吸烟者比不吸烟者高 2—6 倍,病理解剖发现,冠状动脉粥样硬化病变前者较后者广泛而严重;心血管疾病死亡人数中的 30%—40%由吸烟引起,死亡率与吸烟量成正比;吸烟者发生中风的危险是不吸烟者的 2—3.5 倍;如果吸烟和高血压同时存在,中风的危险性就会升高近 20 倍;吸烟会增加心脏病患者突然心脏病发而暴毙的几率;吸烟可引起慢性阻塞性肺病(简称 COPD),最终导致肺原性心脏病。

可喜的是,据《内科医学档案》刊载的一篇研究称,对 3 000 多名冠状动脉病症患者追踪观察 8 年的结果显示:戒烟成功者遭遇心脏暴毙的几率和从不吸烟者的概率相仿。无论他们戒烟时间为多久,成功戒烟者心脏暴毙的几率约与一般人相同。文章强调:"停止吸烟对降低心脏暴毙的风险具有立竿见影的效果。"

吸烟与消化道疾病

吸烟可引起胃酸分泌增加，并能抑制胰腺分泌碳酸氢钠，致使十二指肠酸负荷增加，诱发溃疡。烟草中烟碱可使幽门括约肌张力降低，使胆汁易于返流，从而削弱胃、十二指肠黏膜的防御因子，促使慢性炎症及溃疡发生，并使原有溃疡延迟愈合。此外，吸烟可降低食管下括约肌的张力，易造成返流性食管炎。

据统计，吸烟者溃疡病的发生率比不吸烟者高出一倍。此外，吸烟可以引起味觉异常、食欲不佳、恶心或呕吐、腹泻或便秘等胃肠道功能紊乱等表现。

吸烟与神经系统

香烟中的尼古丁吸入人体后，可以刺激植物神经系统，引起血管痉挛，影响大脑皮层的神经活动。

有人对吸烟者和不吸烟者的睡眠进行对比研究，发现吸烟者上床到入睡的时间比不吸烟者多 18.8 分钟；戒烟后 5 天，夜间醒来的时间平均比原来减少了 45 分钟。

另一项研究表明，长期吸烟，可以使人的注意力的稳定性受到影响，并且影响人的智力（包括记忆力、想象力、辨认能力等），从而降低工作和学习效率。这项研究对青年学生的智力情况进行了吸烟与不吸烟影响的对比实验，结果发现吸烟者的智力效能（包括记忆、联想、辨认力、想象、计算等各项）比原来减少了 10.6%。

此外，吸烟还可使人反应迟钝、双手不稳定、动作不准确、听觉敏感性降低、视力下降等。对运动员进行测试，发现运动员吸烟后的速度、耐力和灵敏性都降低了，而且要求高度准确的动作也受影响，如篮球运动员投篮命中率降低了14%。这些科学实验都提示，吸烟对神经系统具有明显的干扰。

小知识

黑肺现象令吸烟人心惊 吸烟多久会出现"黑肺"

每吸一支烟会吸入几十亿个颗粒,其中含有焦油、尼古丁、氨、苯等致癌物。烟焦油、尼古丁、过滤嘴纤维等物质会附着在肺泡表面,并粘连在肺脏纤毛上,使纤毛变细,变得僵硬,倒伏于肺表。十年以上烟龄者,其肺脏内的烟焦油沉积物可达3微米,如同老式住宅的排烟道内壁,在肉眼下即可看到肺脏已经呈乌黑色,即所谓的"黑肺"!

"黑肺"离癌变还有多远?

肺病专家对"黑肺"的说法是:黑肺已经是肺部的病变!只是由于人的肺部神经分布极其稀少,导致肺部即使发生严重病变,多数吸烟人也很难觉察到,这也是许多吸烟人一旦发现肺部疾病,就是晚期的原因。吸烟人的肺一旦出现黑肺现象,那么他的肺、气管、呼吸道都将有明显的变异反应,并可能导致肺癌的发生!

吸烟人如何判断自己的肺脏是"黑肺"?

研究发现,当吸烟人肺部发生病变时,人会感觉到

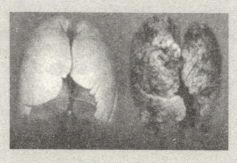

> 胸闷、气短、上下楼要喘粗气,并时常伴有咳嗽、气管炎、支气管炎、咽炎等症状。而当吸烟人每天早晨起床出现痰多或吸烟后痰多、干呕,且痰为黄色、黑色甚至是褐色时,则表明其肺脏已经是"黑肺",此时如果不及时减烟、戒烟,严重的病变是早晚的事。

吸烟与呼吸道疾病

吸烟是慢性支气管炎、肺气肿和慢性气道阻塞的主要诱因之一。

正常呼吸道黏膜内有浆液腺和黏液腺,上皮中有杯状细胞,它们的分泌物能使黏膜经常保持湿润,对吸入的气体起到加温、湿化的作用。当尘埃和微生物进入呼吸道时,上皮细胞的纤毛会将这些外来物推移到咽部。吸烟时,在烟尘和有毒物质的刺激下,浆液腺、黏液腺和杯状细胞分泌物骤增,同时纤毛活动受到限制,进而呼吸道的黏膜组织遭到损害。这时,如有微生物侵入便可以继发感染。

有研究者用狗做了一项实验,接触大量的烟尘可引起肺气肿性改变。据有关统计,在慢性气管炎病人中,有90%的人与吸烟有密切的关系;吸烟者患慢性气管炎的几率较不吸烟者高2—4倍,且与吸烟量和吸烟年限成正比。患者往往有慢性咳嗽、咯痰和活动时呼吸困难等生理症状,且肺功能检查显示呼吸道阻塞,肺顺应性、通气功能和弥散功能降低及动脉血氧分压下降。即使年轻的无症状的吸烟者也有轻度肺功能减退。

面容和皮肤：吸烟者的皮肤更容易出现皱纹、松弛。

口腔：吸烟者更容易患口腔癌。牙齿也会变黄。

食道：食道癌的患者中80%都是吸烟者。

心脏和循环系统：吸烟会刺激心脏并导致高血压，使心脏病的发病率提高4倍。

胰腺：烟草中的化学物质与胰腺癌有很大的关系。

脑：吸烟后10秒钟尼古丁就能到达大脑，经常吸烟会使大脑和身体对它产生依赖性。

咽喉：烟雾会刺激喉咙，导致癌变，并使嗓音变得重浊和沙哑，毁掉歌唱家的声音。

肺：香烟中的焦油会充满吸烟者的肺，导致"吸烟性咳嗽"；吸烟还会损伤肺泡，导致肺气肿。这种疾病会导致呼吸困难，死于这种疾病的人有85%是吸烟者。

胃：烟雾中的尼古丁会增加胃酸的分泌，导致胃溃疡。据认为吸烟还是消化系统癌症的重要诱因。

吸烟与健康（摘自 http://www.pep.com.cn）

吸烟与男性

尼古丁有降低性激素分泌和杀伤精子的作用，使精子数量减少、形态异常、活力下降，从而导致受孕机会减少。吸烟还可造成睾丸功能的损伤、男子性功能减退和性功能障碍，导致男性不育症。

新加坡国立大学一个医疗研究小组，将240名有正常生殖能力的男子及218名不育男性的精子样本比较后发觉：精子数量低于平均水平的吸烟男子，较非吸烟男子的不育机会高出6倍；精子数量正常的吸烟男性，比精子数量相若的非吸烟男士不育的机会高16%。换句话说，吸烟不但使精子数量少，而且会减弱精子的活动能力。

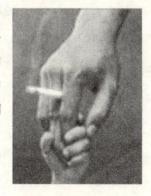

吸烟与女性

吸烟对妇女的危害更甚于男性，吸烟妇女可引起月经紊乱、受孕困难、宫外孕、雌激素低下、骨质疏松以及更年期提前。吸烟妇女死于乳腺癌的比率比不吸烟妇女高25%。

另外，吸烟会加速女性的老化。日本爱知县癌症研究中心主任富勇佑民经过研究认为："平均起来，吸烟的女性要比一般人早老化五年。"

女性吸烟，不但会危害到自己，还会危及到她的孩子。烟雾中的一氧化碳等有害物质会进入胎儿血液，形成碳氧血红蛋白，造成缺氧；同时尼古丁又使血管收缩，减少胎儿的血供及营养供应，影响胎儿的正常生长发育。

许多研究表明，吸烟母亲所生的孩子，患先天性心脏病的比率是不吸烟母亲所生孩子的1.5倍。其他的研究发现，新生儿的死亡率与母亲吸烟有明显的关系，流产、早产、胎盘早剥、死胎、前置胎盘、胎膜早破、胎儿窘迫等，与母亲吸烟也都直接有关。而且，吸烟女性的后代出生后容易患肺炎和幼儿突然死亡综合症。

有人曾对17 000名11岁的儿童进行调查，发现吸烟母亲所生的孩子，其阅读和数学计算等能力都比较差，而且落后的程度与其母亲的吸烟量成正比。此外，吸烟孕妇所生子女更易染上烟瘾。

被动吸烟

被动吸烟是指生活和工作在吸烟者周围的人们，不自觉地吸进烟雾尘粒和各种有毒物质，俗称"吸二手烟"。

被动吸烟者所吸入的有害物质浓度并不比吸烟者低。德国一位肿瘤防治专家根据自己的研究，提出这样一个看法：吸烟者对周围造成的危害，超过对吸烟者本人。他的依据是，烟雾里含有 40 余种已知的致癌物质，其中 10 余种还会促使癌症发展，这些物质大部分扩散在空气中被不吸烟者吸入。烟雾中的亚硝胺，对人体危害特别严重。据研究发现，不吸烟者吸入的亚硝胺要比吸烟者多 50 倍，这相当于吸烟者吸入 30 支香烟的烟雾中所含亚硝胺的量。

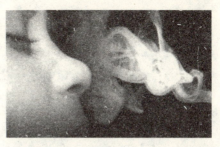

日本大阪市立大学医学院的一项研究把 30 名平均年龄 27 岁的年轻人分为经常吸烟和不吸烟两组。结果表明，将那些不吸烟者暴露在烟雾中仅仅 30 分钟，他们血液的某一方面功能的受损程度就足以与经常吸烟者持平。

目前，美国心脏病学会已将被动吸烟列为危害人类生命的"沉默杀手"。该学会的专家估计，家中有烟民而被动吸烟的人与那些没有烟民的家庭相比，死于心脏病的几率要高 30%。

此外，据国际性的抽样调查证实，吸烟致癌患者中的 50%是被动吸烟者。大量流行病学调查也表明，如果丈夫吸烟，其妻子的肺癌患病的几率是丈夫不吸烟者的 1.6—3.4 倍。

◯ 小 知 识

香烟的主要成分

1.尼古丁：又称烟碱，是主要的成瘾源，它可以引起各种胃病；血压升高、心跳加快、甚至心律不齐并诱发心脏病；损害支气管黏膜，引起气管炎；毒害脑细胞，

> 引起中枢神经系统病状；促进癌细胞的形成等。
>
> 2. 烟焦油：含有多种致癌物质和促癌物。
>
> 3. 有害金属：可以引起哮喘、肺气肿、杀死精子、骨骼脱钙等。
>
> 4. 砒霜：剧毒。
>
> 5. DDT：毒素，农药中的成分。
>
> 以上只是主要成分，还有很多致癌物质、促癌物质、放射性物质、一氧化碳等。比如，烟草中含有砷、镉和具有放射性的钋。每天吸烟者的支气管每年受到的射线的辐射量，相当于300次X线胸透的辐射总量。
>
> （摘自中华网）

人们为何染指"毒棒"？

吸烟的遗传因素

美国弗吉尼亚英联邦大学进行的一项研究显示，吸烟成瘾主要是由于生物遗传基因。研究人员分析了778对孪生儿的习性，他们当中有些一起长大，有些早在孩提时就分开生活。结果发现，影响人们倾向嗜烟有三个因素，其中六成基于遗传基因。研究人员指出，一些基因可能使香烟中的尼古丁变得更容易令人上瘾或感到愉快，其他基因则具备一种使人容易接受吸烟的特性。其他的一些国内外研究也得出同样的结论：吸烟的开始与维持受遗传的影响。有些研究者估计遗传因素对于启动吸烟来说大约占47%—76%，对于持续吸烟来说占62%。

吸烟的心理因素

近年来,国外一些研究者开始强调青少年的个性特征对青少年吸烟行为的影响。他们发现,有吸烟行为的青少年具有反抗性强、倾向于寻求刺激和冒险、较为冲动、倾向于外控等个性特征。进一步研究发现,个体的个性因素不仅对青少年吸烟行为有直接的影响,而且还具有间接作用。Brook等人发现,青少年的个性特征决定了他们选择什么样的同伴及同伴团体,这种同伴及同伴团体继而影响青少年的吸烟行为。

林丹华等(2003)对北京市一所普通中学和一所重点中学的1 042名初一至高三学生进行问卷调查,让被试自我报告他们的个性特点。结果表明:(1)吸烟和不吸烟的青少年在遵从动机、自我效能感上存在着显著的差异。与不吸烟青少年相比,吸烟的青少年表现出更高的遵从动机和更低的自我效能感。

另外一些研究还表明,青少年尝试抽烟并开始持续抽烟与叛逆心理、学习成绩差、感到前途无望、希望吸引异性、获得朋友的认同等因素有关。

吸烟的社会因素

根据社会学习理论的观点,周围环境的榜样示范作用(吸烟行为)和强化作用(态度)是影响青少年吸烟的主要因素。林丹华等(2000)的研究发现,各种社会因素对青少年吸烟行为的影响大小依次为:最要好同伴吸烟、父亲吸烟行为、学校周围广告、母亲和学校对吸烟的态度。

美国的一项纵贯研究结果表明,儿童通常在长到8岁左右时有尝试吸烟的冲动,而那些当着孩子面吸烟的家长会使孩子不知不觉地误将家长的吸烟习性当作一种楷模来效仿。那些一直生活在家长的烟云中的儿童与那些在小学三年级前家长就开始戒烟的儿童比较,在长大成人后养成吸烟习惯的几率要高39%。

众多研究发现,同伴的吸烟行为和态度是青少年吸烟行为最有效的预测因素,同伴吸烟的青少年比同伴不吸烟的青少年更可能吸烟,同伴对吸烟持宽容、赞成态度的青少年比同伴对吸烟持反对态度的青少年更可能吸烟。

另外,大众媒体对青少年的吸烟行为也产生着影响。比如万宝路香烟的广告中那英俊潇洒的牛仔让众多男孩深信抽烟代表着潇洒、代表着"酷",不抽烟的人称不上是男人,也不能吸引异性。

甩掉尾随而来的疾病:戒烟

常常有烟民有这样的说法:"抽烟抽了很多年了,如果戒烟,我的身体一定受不了,比不戒还不好!"更有甚者说:"你看老李,以前抽烟的时候身体好好的,后来一戒烟就得癌症了,烟戒不得!"

但事实上,这种观点是非常错误的。吸烟的危害有一定的"隐蔽性",同样的,戒烟的好处也是慢慢显现出来的。对戒烟的追踪随访表明,戒烟5年后,肺癌发病率开始下降,到了15年后,与不吸烟者发病率相仿。

美国密歇根大学的研究者对90万人进行了研究,发现40岁以前戒烟的,其患肺癌的风险远远低于40岁以后戒烟的。而且,40岁以前戒烟者在戒烟20年后,与55岁以后才戒烟的同龄人相比,其肺癌死亡率只有后者的一半。该研究负责人哈尔彭教授说:"年纪越轻,机体越能有效地修复因吸烟引起的损害,而戒烟越早,机体需要修复时间越短,损害越小。所以说,戒烟越早,获益越大。"

但即使年过五十才戒烟,其肺癌死亡率与同龄继续吸烟者比较,还会减少三分之一到二分之一左右。总之,戒烟有百利而无一害,就像老话说的,亡羊补牢,未为晚也。

戒烟8小时后	血液的氧合作用恢复正常 患心肌梗塞的风险开始降低
24小时后	一氧化碳被排出体外 口气清新 肺开始排泄粘液和焦油 患呼吸道感染、支气管炎和大叶性肺炎的风险开始降低
48小时后	血液中不再检测出尼古丁
1周后	味觉、嗅觉得以改善
3—9月后	呼吸得以改善(咳嗽少、不气喘) 肺功能提高5%到10%
1年后	患心脏病(如心肌梗塞)的风险减半
5年后	患脑中风的风险减半 患口腔癌、食道癌、膀胱癌的风险减半
10年后	患肺癌的风险减半 患脑血管突发事件的风险恢复到与未吸烟者持平
15年后	患心脏病(如心肌梗塞)的风险与未吸烟者持平 死亡率(所有原因导致的)几乎与从未吸烟者持平

(摘自烟草中国网:《15个帮你戒烟的经典趣招》)

戒烟可以采取的方法有很多。很多人采用自主戒烟的方式取得了很好的成果。相关的一些方法有:

◇ 减少吸烟频率、降低香烟的焦油含量

◇ 消除紧张情绪,学会放松、缓解压力

◇ 寻找替代办法,比如刷牙、嚼口香糖等

◇ 少参加聚会,多和不抽烟的人在一起

◇ 游泳、踢球和洗蒸汽浴,提高情绪,冲淡烟瘾

- ◇ 转移注意力，给自己安排丰富多彩的业余生活
- ◇ 创造良好的工作环境，减少香烟的诱惑源
- ◇ 注意饮食，喝不含酒精的饮料、低脂肪的食物，等等

另外，对于一些"老烟枪"，还可以进行药物治疗或心理干预。药物治疗包括尼古丁口香糖、尼古丁贴片、尼古丁吸入器、针灸疗法等。其中前三者主要是替代性的治疗方法。

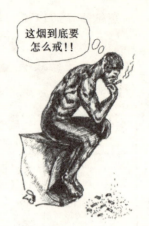

心理干预包括催眠疗法、认知疗法、行为疗法（如系统脱敏治疗、厌恶疗法等）、团队治疗等。

但是戒烟是需要毅力的，很多下决心要戒烟的人往往会半途而废，他们或是抵抗不住自己对烟的渴求、想念尼古丁给他们带来的快感，或是经受不住亲友、同事的诱惑，或因戒烟而变得情绪暴躁、容易被激怒，又或者因为戒烟给自己带来的体重增加而烦恼，还可能因为在生活和工作中承受巨大的压力而复吸。因此，戒烟后又复吸的问题，一直是最令相关专家头痛的临床问题。

三、酗酒：危险的放纵行为

美国大学生的酗酒之风

比赛前的热身宴、考试后的庆祝会和周末的快乐时光，曾经使美国大学生的校园生活多姿多彩。但是由于酒精的广

第六章 健康杀手：哪些行为威胁着你的健康？

泛渗透，这些消遣性的活动正在产生令人不安的后果。聚会豪饮成为美国大学中的一种时尚，看谁喝得最多是校园生活中一种最时髦的表演。有人估计，美国1 200万大学生每周要喝掉2 271万升啤酒。随着酗酒之风不断蔓延，大学校园里发生了一连串与酒精有关的死亡事件。

1997年8月25日是路易斯安纳州立大学西格马—阿尔法—易普希隆"兄弟会"成员难以忘却的日子。晚上8点钟他们开始在校园里饮酒作乐，后来又跑到学校附近的一个酒吧接着喝。他们把大量的酒精灌进了肚子里。

"兄弟会"成员中有两人在高中时就是好朋友：21岁的唐纳德·亨特当兵退伍后成为该校一年级的学生，20岁的本杰明·怀尼已是该校的二年级学生。他们展开了一场饮酒大赛，其他人也不甘示弱。不久，很多人开始呕吐。

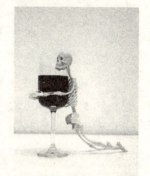

大约晚上9点30分，烂醉的"兄弟会"成员被抬回宿舍睡觉。半夜时分，有人拨打急救电话。迅速赶来的医护人员看到了令人震惊的场面：十多个年轻人四脚朝天躺在地板上、椅子上和床上，室内酒气熏天。医护人员立即行动，一边晃动不省人事的学生一边呼叫："嗨！醒一醒！你能听见我说话吗？"

有四名学生昏迷不醒，其中怀尼心率失常。医护人员采取紧急措施抢救怀尼，把氧气管直接插入他的肺部，接上心脏监护仪，用电击手段也未能使他的心脏恢复正常，人们急忙把怀尼送往巴吞鲁日市中心医院。化验结果表明他血液中的酒精含量高达0.588%，相当于在1小时内饮用21杯白酒。（在美国各州，驾驶汽车的人若血液中酒精含量超过

0.1%,就属于违法行为。)经过竭尽全力的抢救,医院宣布怀尼死于急性酒精中毒。亨特虽然死里逃生,但却深受酒精中毒后遗症的折磨。

人们常常认为饮酒作乐是"小伙子们的事情"。然而,统计数字表明,越来越多的姑娘们正在卷入酗酒大军之中。哈佛大学的一份调查报告揭示,39%的女大学生有酗酒行为。

虽然酗酒并非经常引发死亡事件,但它在校园内导致了一系列的严重后果。威斯康星大学麦迪逊分校学生宴会的频率在全美各大学中名列第二。记者鲁宾星期四晚上到达该校采访时,一些大学生已经开始度"周末"了,酩酊大醉的学生根本就不打算第二天去听课。二年级学生格雷格对记者说:"星期五我几乎都不去听课,没什么大不了的。"校方的一项调查表明,有29%的学生因酗酒而旷课。

或许是因为酒精使人冲动而丧失理智,校园中有25%的暴力犯罪和近60%的野蛮行为与酗酒有直接关系。在一项调查中发现,有79%的学生和萍水相逢的异性发生性关系,他们认为当时是由于喝酒过多才产生性冲动的。

面对醉生梦死的大学生,美国一些大学正在力图遏制酗酒现象。不少大学在新生入校后组织课堂讨论,引导学生认清酗酒的危害。有50多所大学为学生营造忌酒的生活环境。有的大学采取更加严厉的措施,鼓励警察随时进入学校惩罚酗酒闹事的学生。哈佛大学公众健康学院研究员亨利·韦克斯勒指出:"对于饮酒作乐的人,你难以通过道德说教或医学劝告来改变他们的习惯。"看来无论采取何种手段,要消除美国大学校园中的酗酒现象并非易事。

(摘自《中国青年研究》2000年第1期,高金华编译)

第六章 健康杀手：哪些行为威胁着你的健康？

酒：魔幻的液体

酒是一种魔幻的液体，它能给寒冷的人带来温暖，让失落的人精神振奋，让伤心的人载歌载舞。

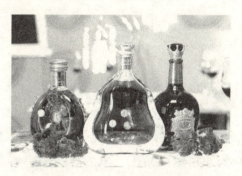

世界各民族都有饮酒习俗。中国的酒文化更是源远流长，无论在日常生活、婚丧嫁娶，还是亲朋聚会、节日庆贺，人们都以馈酒、劝酒、敬酒作为表示友谊、敬意、喜庆的方式，而且很多实例证明适量的饮酒对人体健康有益无害。

但另一方面，长期过量饮酒可导致多种疾病，等于慢性自杀。早在明朝时期，李时珍就警告世人不要过量饮酒，他说"过饮不节，杀人顷刻"。而我国古代医学也认为过量饮酒"伤神耗血，损胃烁精，动火生痰，发热助欲，致生湿热诸病"。

随着我国城乡居民生活水平的提高，近年来我国的酒类消费呈现逐年上升的趋势。有关数据显示，全国每年有300亿公斤粮食被酿酒业所消化。酒行业一直都是我国的支柱产业之一，酒广告也已成为我国广告业的重要组成部分。

与此相对应的是，近年来我国饮酒的人数也呈上升趋势，目前男女饮酒率大约分别在84.1%和29.3%左右，酗酒者出现低龄化现象，女性比例不断增加。我国酒依赖的患病率为 3.37%，全国约有酒依赖者 4 850 万人，每年有 11.4 万人死于酒精中毒。不良的酗酒行为不但给酗酒者的身体带来巨大伤害，也给其心理、家庭和社会带来极大危害，据调查，酗酒是引发暴力事件、交通事故、家庭危机的重要原因之一。

酗酒的界定

绝大多数人的饮酒行为一般属于社交性饮酒或保健型饮酒，这种饮酒行为一般不会造成什么不良后果，饮酒者也能自我控制，知道适可而止。但值得注意的是，绝大多数酒精依赖者都是从社交性饮酒发展而来的。

酗酒是一种行为障碍，按程度可分为 4 个级别：

- ◇ 危险饮酒（程度轻）：饮酒者的饮酒模式（饮酒的数量或场合）有使其陷入危险的可能性，但本人尚未意识到饮酒行为会导致的负面后果。
- ◇ 问题性饮酒（程度轻至中）：饮酒者已经出现因为饮酒行为而导致的负面后果及不良影响。
- ◇ 酒精滥用（程度中至严重）：饮酒者在过去 12 个月开始在社交及人际关系上出现问题，因饮酒而无法担负在工作、学业、家庭中的责任；可能会因为饮酒而不断有违法行为；而且饮酒者在知道饮酒有害健康的情况下仍然继续喝酒。
- ◇ 酒精依赖（程度严重）：饮酒者会因为长时间饮酒，因而减少甚至放弃社交、工作、学业或娱乐活动；饮酒量比原来增多，需要不断增加饮酒量才能满足；需要许多时间才能从酒醉中清醒；如果停止或减少饮酒就会发生出汗、心跳、手抖、失眠、作呕、幻觉、焦虑及抽搐等症状；虽然知道会因为饮酒而出现以上情况并有害健康，仍然选择继续饮酒或曾尝试控制或停止饮酒，却不成功。

据世界卫生组织的资料显示，酗酒者的死亡率比不嗜酒者的死亡率高 1—3 倍，酗酒男性的发病率比一般人高 20%，在导致死亡的变通事故中，31.3%—50%与司机饮酒有关，长期酗酒者还可引起脑血管疾病和多种癌症。

酗酒：隐患重重

酗酒与肝硬化

过量饮酒可增加肝脏负担，使肝细胞受损变性，肝脏解毒功能减退，最终导致肝硬化。患者从最初的脂肪肝，继而发展成为慢性肝炎、肝纤维化，直至肝硬化或更严重的病变。在欧美国家，酒精肝硬化占全部肝硬化的 50%—90%。据统计，肝硬化已成为 25—64 岁男子死亡的五大原因之一。流行病学的资料表明，世界各地区肝硬化死亡率与该地区酒精消耗有密切的关系。临床研究发现，饮酒的量、时间、方式与肝病发生关系密切。每日摄入酒精 80—160 克，连续 5 年以上，肝脏可发生病变；每日摄入 240 克酒精的人引起酒精性肝硬化的几率比每日饮 60 克的人要高 150 倍；酗酒 15 年者严重肝损伤发病率是酗酒 5 年者的 8 倍；一次饮大量酒的危害性远远高于小量多次饮者。

酗酒与脑

酒精能抑制大脑的高级机能活动，使意识迟缓、神经麻痹、精神兴奋，尤其是酒精含量较高的烈性酒。脑内短时间的高血酒浓度，能干扰脑神经和脑细胞的活动，影响人对外界信息的反应，首先是使大脑中枢神经兴奋，然后就会产生抑制作用，严重的可导致死亡。长期嗜酒更会出现神经衰弱、智力减退、健忘、虚幻和错觉、大脑容积逐渐缩小以及大脑功能退化等症状。

有一种脑部疾患叫"韦尼克脑病"，它的症状为患者说话颠三倒四，手脚震颤，走路不稳，智力明显减退。这种病就是由长期饮酒而引起的脑、神经系统损害而导致的。

酗酒与骨

长期酗酒是引起男子骨质疏松的一个原因。专家们认为，饮酒过度所引起的营养不良和吸收障碍，均能使骨质形成和骨矿质化减少，日久可导致骨质疏松症。

另外酒精中毒有可能导致股骨头缺血性坏死。一般股骨头坏死病例中，因酒精中毒所引起的约占8%，占成人股骨头坏死的30%以上。

酗酒与心血管疾病

酗酒也会引发心血管疾病。长期饮酒，特别是饮烈性酒可引起血压升高，随着饮酒量增多，高血压的发病率也相应增多；饮酒还可使原有高血压的病人发生出血性中风，且多数病情较重，急性死亡率极高。长期大量饮酒可使缺血性中风危险增加20%—30%。

饮酒不仅会使血压升高，也会使血粘度增高，红细胞柔韧性降低。血小板聚集性增加，从而形成血栓。饮酒后还可影响脑循环自动调节，导致脑血流量降低，促进脑梗死发生。

另外，酗酒还会增加酒精性心肌症（心肌细胞衰弱到无法有效打出血液）、心肌梗死、心律失常等症状的发生率。

酗酒与癌症

研究显示，长期过量饮酒可能导致口腔、咽喉、食管、大肠及肝脏等部位的肿瘤发病率增高，酗酒者患癌症的几率是普通人的两倍。部分研究显示，白酒、威士忌可能有增加患食管癌的危险；法国红葡萄酒有增加患胃癌的危险；啤酒有增加患大肠癌，特别是直肠癌的危险；而高酒精浓度的苹果白兰地似乎也与癌症有密切的关系。

另外的研究还发现，饮酒过多会导致肿瘤恶化。因为酒精是一种溶剂，可以溶解其他致癌物，使它们容易通过机体的防护屏障而被机体吸收。此外，酒精还可加快肿瘤的生长速度。

另一点需要引起人们重视的是长期饮用低度酒的危害也很大，尤其是那些既吸烟又饮酒者。因为饮酒可抑制唾液分泌，吸烟又可加重抑制，导致致癌物浓度增高，致癌的危险性是相乘的结果。研究表明，单嗜酒者患口腔、咽喉及食管癌的比不吸烟、不饮酒的人高2—3倍；单吸烟者患口腔癌率比不吸烟的高4.1倍，喉癌为5.4倍；而吸烟又饮酒者患口腔、咽喉癌率为一般人的15.5倍，患食管癌的风险为44倍！

酗酒与糖尿病

彭易清等（2004）和闻智鸣（2005）的研究都发现长期酗酒，可慢性损害肝和胰腺组织，导致胰岛素分泌功能低下，从而引发糖尿病。

另一方面，酒精对糖尿病患者的危害甚大。它会损害人体胰腺，使人体内胰岛素在短时间内缺乏或过量，造成血糖过高或过低。这种情况下，糖尿病患者会出现急性糖代谢紊乱，出现高渗性昏迷和低血糖昏迷等症状。而且，饮酒会影响正常饮食控制，不利血糖的稳定。2004年5月19日，在安徽省举办的某啤酒节上，一位20岁的小伙子在众人的欢呼之中，在 1 分 45 秒之内仰首灌下了 6 瓶啤酒，并以绝对优势获得冠军。但令大家始料不及的是，仅过了两分钟，人们发现他的脸色开始大变，大口呕吐，当场晕厥，被紧急送到医院抢救。其实，这个喝啤酒冠军是一位糖尿病患者，过量的酒精和碳水化合物破坏了他体内的血糖平衡，成为导致他晕厥的重要原因。

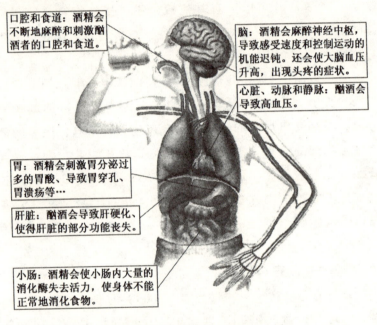

吸烟与健康（摘自 http://www.pep.com.cn）

酗酒与家庭

父母酗酒对后代的健康是一大危害。有关数据显示，丈夫经常酗酒的家庭中平均人工流产次数比其他家庭高出 1—2 倍。此外，嗜酒孕妇容易流产或造成死胎，即使胎儿存活，其体重、身高、头围多比正常胎儿低。

更严重的是父母酗酒可能会影响孩子的智力发育。父亲醉后行房射出的精子带有酒精，作为遗传物质的脱氧核糖核酸（DNA）和核糖核酸（RNA）在酒精作用下容易发生变异，从而影响下一代的正常发育，造成子女先天性痴呆症。另外有报道，嗜酒母亲生下的存活胎儿中，40%智力低下。

另一方面，匹兹堡大学医疗中心的心理专家舍利·Y·黑尔在他的研究中指出，生活在有酗酒问题家庭中的儿童，当面对陌生的人、陌生的环境，以及其他压力源时，会表现出强烈的受抑制个性，如退缩或自我封闭，并且更容易染上酗酒的恶习。

我们还应该看到在家庭生活中，有的酗酒者会因妄想症而老是怀疑妻子有外遇，甚至常常欺骗或殴打妻子，致使家庭不和睦、造成离婚、导致自杀等。因此，酗酒还是导致婚姻破裂、虐待儿童、家庭暴力等问题的重要因素。国外一个对家庭暴力事件的研究表明，有近26%的家庭暴力事件是在酒后发生的。

酗酒与意外事故

酒精对大脑的短期作用与事故的发生有着密切的关系（李丹等，2005）。酗酒是道路交通伤害、跌伤等意外伤害的危险因素。

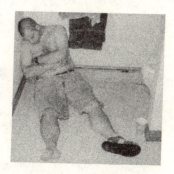

因酒后驾车造成的交通事故在世界各国频频发生，我国也不例外。据交通部门统计，2000年全国平均每天发生交通事故1 690起，死亡257人，受伤1 147人，直接经济损失731万元，而其中至少有50%的车祸是由于酒后驾车（张文，《都是酗酒惹的祸》）。

酗酒与犯罪

有句话说：酒，少喝一点是享受，喝多了是难受，喝过量了是野兽。酒精可以使人产生兴奋作用，对自己的意识和行动的控制力减弱，从而诱发犯罪，酒后打架斗殴、滋事放火、强奸抢劫等违法犯罪的病态行为，给社会造成巨大损失。在美国，酒后犯罪的人占了全部谋杀案的86%和全部强奸案的72%。我国作为一个饮酒大国，酒后犯罪也非常普遍。据调查，天津市1993年入狱的罪犯中，有20%的人是酒后犯罪，其中又有85%的人在饮酒前并无犯罪意识，是在酒精刺激的作用下才铤而走险的。

另一方面，青少年的饮酒问题越来越为人们所关注。由于青少年自制力较差，常常因饮酒过度而导致酒精中毒或酒后滋事斗殴。

欲罢不能：人们为何酗酒

遗传因素

芝加哥伊利诺斯大学的科学家研究发现酗酒与一种基因（CREB基因）有关。具有这种基因缺陷的实验室小鼠会饮用大量的酒精，与水相比，它们更喜欢乙醇，而且在迷宫测验中表现出更多的焦虑症状。伊利诺斯大学精神病学副教授Subhash Pandey推测，动物偏爱酒精可能意味着他们利用乙醇可以减轻焦虑，就如同人类中常见的情况一样。

心理因素

历史上的大量酗酒事例说明，酒一直是人们用来缓解心理应激和精神紧张的饮料，人们在工作、家庭或其他社会生活中遇到挫折或不快，就容易大量饮酒，以期消除烦恼，减轻烦闷、空虚、焦虑、自责、胆怯、内疚、自卑等心理感受,暂时逃避不愉快的现实困境,追求快感,这就是人们常说的"借酒消愁"。

另外,社会恐惧感的增加也会导致酗酒现象的增加。一个典型的例子就是美国"9·11"事件发生以后,美国民众因恐怖袭击而造成的心理创伤以及对炭疽病的恐惧和可能遭到生化武器袭击的担忧,使得酗酒人数比以往大为增加。

社会因素

从行为科学和社会科学角度看,饮酒行为充当着重要的社会润滑剂,酒精的兴奋作用使得酒精饮品在各种喜庆场合占了重要的位置,在商务交友活动中也往往少不了饮酒活动。

另外,饮酒还与社会的风俗习惯有关。比如在英国,饮酒一直是男子转入成年期的一个必经仪式,是成年的标志。

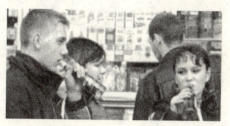

因此,对英国孩子来说,饮酒并不仅仅是为了乐趣,而是为了表示"成年人的身份"。在中国,一些青少年也误认为饮酒是一种成熟的标志,同学宴请、朋友相聚,均免不了要推杯换盏、互敬互劝,如果谁拒绝,就会感到自己被排斥在团体之外。

媒体的宣传

铺天盖地的酒广告,精美的酒包装以及电视、电影中种种官场劝酒、"哥们"畅饮及失意者一醉方休等场面,无不对那些充满好奇心的未成年人和年轻人充满着诱惑力。特别是一些影视片刻意借助酗酒的镜头,对年轻主人公赋予个性化的描写,似乎只有酗酒才能张扬个性,这对模仿力很强的未成年人具有极大的误导性,直接或间接地导致了未成年人接触酒精,进而诱发各种犯罪。

竖起360°屏障:对酗酒者的干预

有些酗酒者未经治疗就成功戒酒,也被称为自发性缓解。这些成功戒酒的人可能从家人、朋友、同事那里得到帮助和支持。当然对大多数酗酒者来说,可能还需要专业人士的介入。

酒瘾者匿名协会(Alcoholics Anonymous,简称AA)

AA是最广为使用的酒精治疗自助方案。这个组织目前在全世界有数千个,它遵循的是严谨的疾病模式,并且结合类似宗教聚会的形式将酗酒者带入团体。每位协会成员要遵从协会的教条,维持完全戒酒的状态。AA的哲学包括两个基本观点:其一,酒精滥用者,即使他们不曾再喝一口酒,仍然终生是酗酒者。酗酒者不曾康复,但总是处在康复的过程中。其二,戒酒后,即使啜饮一杯都足以导致狂热饮酒,所以必须避免。

但是一些国外的研究发现,接受AA治疗的人可能比接受行为疗法或认知疗法的人更容易中途放弃,复饮率也更高。另外的一些研究显示,AA可能仅对某些酗酒者有效;比如那些教育水平低,但是有高权威、依赖及交际需求的男性。

心理治疗

几乎所有的心理治疗技巧都已被用来对酗酒者进行治疗。从个别治疗到团体治疗,从精神分析到行为疗法、认知疗法,从心理剧到意向疗法,都曾经被运用在酗酒者的身上。

团体治疗可以让酗酒者观察其他已经成功戒酒的人，增加其成功戒酒的信心，获得更多的支持和认可，并获得给予他人帮助的机会。而个别治疗中治疗师可以给予病人更多、更深入、更有针对性的帮助。行为疗法中常常使用厌恶疗法，让酗酒者服用催吐剂，如吐根碱，用不舒服的刺激来削弱其饮酒行为。

但是对酗酒的人来说，没有任何心理治疗是百分百有效的，因此最好是结合药物治疗等方法，多管齐下。

药物治疗

很多药物治疗使用那些与酒精有交互作用，给人以负强化的药物。最常使用的是双硫仑样（disulfirm）。这种药物必须定期口服，并且和酒精同时使用。服用后，戒酒者会产生面部潮红、头痛、眩晕、腹痛、胃痛、恶心、呕吐、气促、心率加快、血压降低以及嗜睡等反应。通过这种不断的负强化达到戒酒的效果。

使用这种疗法的主要问题是病人能否定期吃药。实践证明，人们不想服用那些让自己喝了以后就觉得很不舒服的药，而住院治疗又不是长久之计，再加上这种药物本身可能会给人造成皮肤疹、疲倦、头痛、阳痿等副作用，因此研究发现，单独使用这种疗法的效果并不比其他疗法好。

社会规范和教育宣传

杜康酿酒至今，数千年来，酒作为一种饮食文化断然对其采取禁止的手段是不可行的。因此，我们可以通过健全法律法规、加强健康教育、规范媒体宣传、采取有效措施等手段来有效地控制和减少酒精的使用。

在法律法规建设方面，可以通过加强相关法律法规的制定与实施,来规范人们的行为,加大对违犯者的处罚力度。美国制定了一系列控制饮酒行为的法律法规,如禁止酒后驾车、禁止向青少年出售含酒精饮料、限制酒吧营业时间等措施,取得了很好的效果。我国在 2004 年 5 月 1 日开始实施的《中华人民共和国道路交通安全法》中,也有严禁酒后驾车的法律规定。

在健康教育方面,可以通过加大宣传教育力度,来提高人们对酒精的认识,了解过量饮酒的危害,做到预防为主,从而防止饮酒所带来的危害。尤其对于青少年,更要进行正确的引导教育,并辅之以正确的方法。

在媒体宣传方面,要反对片面、错误的引导。比如,目前在各种媒体所播出的广告中,有关酒的广告占了很大的比例。这在有意无意之中诱导了广大观众的消费倾向。为了促进销售,多数的广告只宣传酒给人们带来的好处,这在一定程度上给人们尤其是青少年带来了负面的影响。因此,规范媒体的宣传十分必要。

在措施方面,现有的一些经验也是非常可取的。比如使用强制的随机呼气检测对于减少因酒精引起的交通事故非常有效。澳大利亚新南威尔士州利用这种方式,加强对驾驶员的酒精检测,使与酒精相关的交通事故死亡减少了 36%。此外,一些国家还建立了醒酒站,使醉酒的驾驶员和其他人员可以暂时得到休息,待酒精作用消退后再对其进行处罚或放行,这种更具人性化的措施在澳大利亚等发达国家正得到推广。

第六章 健康杀手：哪些行为威胁着你的健康？

小测试

你的饮酒行为是否过度？

我们怎样才能知道自己和亲人的饮酒行为是否过度，并及早采取强制行动呢？为此，有人设计了供饮酒者自己评定的问卷。这一问卷共11道题，如果你有2个问题回答"是"，就应该引起警惕；如果有3个以上回答"是"，就说明你的问题比较严重，最好去找专科医生咨询或就诊。

1. 在社交场合饮酒时，你是否会主动要求给你杯子里加酒？

2. 如果情况允许，你是否愿意自己多喝一点而让他人少喝一点？

3. 当你独处时，是否喜欢偶尔喝上几杯？

4. 在你的经历中，你有否因喝酒而导致争吵或在争吵后就喝上一杯？

5. 你是否在每天的特定时间（如刚下班、睡觉以前）都要喝点酒？

6. 当你感到烦恼或遇到难处时，你是否会自然而然地借酒浇愁？

7. 当别人问你喝了多少酒时，你会不会不说实话？

8. 你有没有因喝酒而耽误工作、影响生活或其他重要事情？

9. 假如你停止喝酒，是否会觉得身上没劲，不自在或心里不踏实？

10. 你是不是早上一起来就想喝酒？

> 11. 你有没有将前一天晚上喝酒后的事情全部遗忘的经历？
>
> 大家可以对照一下，如果发现有酒精滥用或酒精依赖的不良行为时，应注意控制自己的饮酒量，必要时到专科医院就诊，以免越来越严重，影响身心健康。

四、吸毒：被动自杀的行为

李某，男，23岁，由于屡次吸毒都被当地的刑警大队抓获并尿检呈阳性，因此被判了一年劳动教养。

李某初中毕业就辍学了，因为成绩太差又实在不想学。于是，每天父母出去做生意的时候，他就在家附近的茶铺里看别人打麻将，后来自己也去打，没想到手气特别顺，经常赢钱，一赢就是好几百，有时一个通宵打下来要赢一两千元。他的父母有时还为此在亲戚面前夸他手气好。因为常赢钱，他经常邀上附近的朋友去买名牌服装，晚上就去迪吧、网吧玩儿。

在迪吧里，他认识了张哥，这个人性格直爽，为人仗义，所以很受弟兄们的尊敬。

后来他知道张哥在吸毒，但当时认为吸毒是人家自己的事情，而且也没有那么严重，所以没有在意。有一次，张哥给他散烟，说是好东西，叫他尝尝。他一听就懂了，但觉得这种东西还是不碰为好，所以拒绝了。后来他又通过张哥认识了他的堂妹刘某，那个女孩爱说爱笑，两个人很是投缘，很快就出双入对了。以后，李某就经常夜不归宿，和刘某住在一起。有一天,他正好碰到刘某呼吸急促,全身冷得乱颤,刘某叫他帮忙从床垫下拿一样东西,然后就在李某面前烫吸,一副陶醉的样子,两人还发生了关系。后来,她问李某要不要试一试?敢不敢试一试?结果李某犹豫片刻后,便学着她的样子,开始了这种被毒品奴役的鬼一般的生活。几年后,刘某死于毒品注射。

(改编自蓝李焰2003年9月在《社会》杂志上发表的《吸毒者初次吸毒行为原因探析》)

毒品:白色瘟疫

60年代以来,毒品相继在西方国家泛滥,进而在世界范围内流行,目前已成为人类面临的一大公共卫生问题和社会问题。

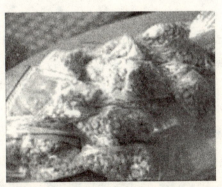

"毒品"是一个特定的概念,它是指国家依法管制的、反复连续使用后能使人形成瘾癖的药品。目前社会上出现的毒品主要包括五大类:阿片类,主要有阿片、海洛因(危害我国的主要毒种)及人工合成的杜冷丁、吗啡等;古柯类,包括可卡因以及提纯物克赖克等;大麻类,主要包括印度大麻、北美大麻、四氢大麻酚等;中枢兴奋剂,如苯丙

胺、甲基丙胺、冰毒、"摇头丸"等；致幻剂，有麦角酰二乙胺（LSD）、仙人球毒碱（麦斯卡林）、苯环己哌啶（PCP）等。

吸毒行为，是指行为人明知是毒品仍嗜好吸食、注射的行为。吸毒行为通常具有致害性、渐强性和依赖性等特点。吸毒成瘾的标志是"戒断综合症"的出现，它的主要表现是：吸毒者停止用药一定时间后，会出现严重的全身不适，如打哈欠、流眼泪、恶心、呕吐、头昏、腹泻、发热、出汗、四肢疼痛、忽冷忽热、感觉痛不欲生等症状，在重复使用毒品后这些症状会很快消失。

据国际刑警部门称，1996年全球毒品交易额逾7千亿美元，利润额高达4千亿美元，是仅次于军火的世界第二大贸易；至1997年，国际毒品交易额达5千亿美元，数量相当于世界贸易总额的9%。据联合国国际毒品控制计划署的不完全统计，全世界吸毒人员早已突破2亿，遍布五大洲的200多个国家和地区，占世界人口总数的1/30，其中青少年吸毒者占了大多数。世界上每年丧命的"瘾君子"有数十万，因此丧失劳动力的人有1 000万之众。

据国务院新闻办公室2000年6月发表的《中国的禁毒》白皮书上称，1999年登记在册的吸毒人员有68.1万余人，较1998年增长了14.3%，而未查获的吸毒人员则远大于这一数字。1998年全国禁毒展览会提供的资料显示，我国35岁以下的吸毒者占吸毒总人数的81%之多。据北京等10省市不完全统计，1999年，因吸毒诱发的杀人、盗窃、诈骗、伤害等刑事案件2.6万余起，各类治安案件3.8万余起，毒品已经成为影响城乡社会治安稳定的主要因素。

截至2004年，中国现有吸毒人员79.1万，同比上升

6.8%（而未查获的吸毒人员则远大于这一数字）；其中滥用海洛因 67.9 万人，占 85.8%。吸毒人员中 35 岁以下青少年、农民、无业闲散人员分别占 70.4%、30%和 45%。鸦片、海洛因等传统毒品滥用规模趋于稳定，娱乐场所内滥用摇头丸、氯胺酮等新型毒品人数迅速上升，一些地区滥用大麻、冰毒片剂、杜冷丁、安钠咖情况较为普遍。中国已形成了海洛因、摇头丸及其他麻醉药品、精神药品等多种毒品交叉滥用的局面。

目前，国内毒品吸食的特点为：吸食毒品的品种已向毒性、成瘾性更强的硬性毒品转移；吸食方式从烫吸向注射转移；吸食的人群主要为青少年，还渗透到各社会阶层、文化阶层，且女性吸毒者日益增多；复吸率高达 95%以上。

吸毒：害己害人

毒品与生理健康

毒品会使人的器官衰竭，体质下降，出现综合不适症状，经受生不如死的煎熬。一些身心发育均未成熟的青少年，一旦吸毒成瘾后，瘾发难忍时，往往采用自残的方式来缓解毒瘾。

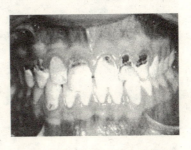

毒品和艾滋病（AIDS）也有密切的关系。因为吸毒者多共用注射器注射毒品，而且吸毒人员中性乱者居多，从而导致吸毒人员成为艾滋病的高危人群。1999 年全国艾滋病哨点的监测表明，我国大约有 53.3%的吸毒者采用注射毒品方式吸毒，而其中又有 37%的人共用注射器。1999 年禁毒报告中指出，全国已经发现艾滋病毒感染者17 302人,其中因毒品注射感染的占72.4%。

我国从1985年发现第一例艾滋病人以来,截至1998年9月,共报告艾滋病病毒感染者11 170例,其中除去传播原因不明的2 871例外,因吸毒造成的HIV/AIDS发病率达90.3%,这说明吸毒已成为我国AIDS传播的主要途径。

毒品对性及生殖功能的危害也不容忽视。国外的研究证明,海洛因嗜好者中,性欲抑制达100%,并伴有一系列性问题。分析认为,海洛因能产生一种内分泌活性效应,这种效应易导致性功能障碍。虽然目前还没有海洛因致男性不育的直接证据,但性功能障碍不可避免地会影响到生殖功能。海洛因对年轻妇女的影响更甚,会导致月经紊乱或闭经。

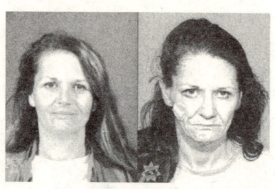

吸毒前后对比照片

此外,毒品还会使人丧失劳动力。以云南拉祜族为例,全族3 000多人,就有2 000多人吸毒。全族已无劳动力,年轻人都去吸毒了,只剩下老人和小孩。

毒品与心理健康

毒品会严重摧残人的心理健康。主要表现在毒品对中枢神经系统和周围神经系统有直接的毒性作用和恶性刺激，并可导致神经组织不可逆的病理性改变。轻则让人意志消沉、自私自利、行为怪僻；重则造成不同程度的器质性精神、神经障碍，人格扭曲，或心理变态。

徐砺（2000）采用SCL90症状自评量表测试吸毒者，并将其各项因子分与各类常模青年组比较，结果表明吸毒行为对个体心理健康的危害是全方位的。吸毒导致吸毒者比一般常人有更为严重的自卑感，他们更为悲观、抑郁、失望、懊丧，并且对生活的兴趣减退，缺乏活动愿望，丧失活动力。此外，他们还会出现投射性思维、幻想、观念的夸大等思维障碍，以及厌烦、摔物、不可抑制的冲动爆发和强迫性的思想和行为，甚至出现游离不定的焦虑及惊怒发作。

毒品与胎儿

鸦片类毒品易通过胎盘或乳汁给胎儿和新生儿带来危害，使之染上毒瘾。胎儿成瘾后不易诊断，因为戒断症状要在出生后几天才出现，婴儿出现肉体戒断综合症，表现为高声号哭，激动不安，惊恐甚至抽搐。胎儿在宫内的戒断症状是胎动增多。

多数学者认为，鸦片类毒品对胎儿有成瘾倾向，但几乎无致畸胎儿作用。但有报告说，一位母亲用吗啡后，其早产儿有肢端缺陷；一母亲用鸦片后，生下了先天无肢畸形的无脑儿。

此外，婴儿的呼吸中枢对鸦片类毒品尤为敏感，孕妇吸毒可引起新生儿呼吸抑制、缺氧和脑损伤。孕妇成瘾后可致胎儿宫内发育迟缓，生育"小样儿"的几率增多。

毒品与家庭

对一个家庭来讲，一旦有人吸毒，就会导致家庭经济陷入困境，家庭成员关系紧张，甚至家庭解体。

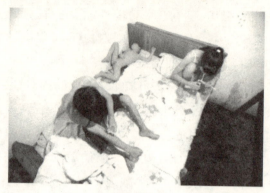

吸毒之家

吸毒者往往丧失事业心和责任感，与周围人及家人关系严重不协调。他们有的四处借钱、变卖家产，有的六亲不认，出卖家人儿女，以换取一点毒品来满足自己的毒瘾。

毒品与犯罪

吸毒以及由它所引发的各种刑事犯罪已成为危害全人类的巨大忧患。据调查，美国纽约州与毒品有关的犯罪占各种犯罪总和的1/4；在暴力犯罪中，有将近30%的案件与毒品有关。

在我国，由吸毒衍生的各种刑事犯罪也非常普遍。高昂的毒资支出，使得吸毒者们债台高筑。为了筹集毒资，这些人不惜铤而走险：男性吸毒者常常不择手段地实施抢劫、绑架、盗窃、杀人、贩毒、敲诈勒索等刑事犯罪；而女性和青少年吸毒者则往往靠出卖自己的肉体来维持吸毒。

是什么让他们与毒品"结缘"

个体因素

初次尝试毒品的人，尤其是青少年，常常是由于对毒品的错误认识而接触毒品：其一，他们对毒品的知识十分有限，许多人不知道毒品的具体定义、种类和特性。比如说他们中有些人认为摇头丸不算毒品，并存有"一次不会上瘾"的侥幸心理。其二，他们把吸毒看成是一件"时髦的"、"刺激的"、"有身份的"事情，因此往往出于好奇而尝试吸毒。另外，对毒品的危害没有正确的认识，反毒、防毒意识非常薄弱，认为吸毒是个人的事情。因此，这些人往往不反对与吸毒者来往，同时认为吸毒与违法犯罪无关。这些认识上的误区无疑增加了他们感染毒品的机会。

此外，有些人走上吸毒的道路是为了缓解压力、忘却痛苦。毒品一般都是中枢神经系统的兴奋剂，在药物发生效力的短暂时间里，吸毒者的中枢神经系统极度兴奋，使他忘却痛苦，出现一种超脱尘世的幻觉世界，产生飘然若仙的感觉体验。因此，有的人由于经历家庭破裂、事业失败、情场失意，或者学习成绩不好等生活负性事件，在情绪低落、意志消沉、感情无处寄托的消极状态下沉迷于毒品，以求自我麻醉。也有的人为了缓解一些生理疾病的症状，减轻痛苦而吸毒。

还有许多人吸毒与其人格缺陷有关。有确切的证据表明：吸毒者大多有人格上的缺陷，包括缺乏自我控制和自我尊重、享乐主义、精神和情绪时常处于抑郁状态、充满敌意、反社会、叛逆性强、不负责任、易冲动等。而长期吸毒会进一步促使人格退化，发生人格变异。

毒品本身的特性

在初次感染毒品后，人们继续滥用毒品是由于毒品会使人在生理和心理上产生强烈的依赖感。生理的依赖是指如果不使用毒品，就会产生烦躁、全身蚁咬感、疼痛等戒断症状,而再次吸毒产生的作用正好控制这种戒断症状,这样便形成了强化效应。心理的依赖是毒品产生的心理安慰效应,以及由生理上的晕眩效果所产生的快感刺激。这种心理依赖可延续很长时间,甚至可能终身难忘,这也是导致戒毒复吸率高达90%以上的主要原因。

家庭因素

研究发现,人们吸毒,尤其是青少年吸毒和家庭的关系也极为密切。生活在以下几类家庭中的孩子更易尝试吸毒,并染上毒瘾:父母离异,家庭不和,长期寄居在亲朋家中,缺乏家庭温暖和应有的教育,自幼性格怪僻;家庭中有暴力行为,导致家长与子女之间关系过于紧张,缺乏感情交流,家长不能以身作则或本身已有吸毒恶习等;家庭条件优越,自幼父母过于溺爱、生活上关注过多而行为上管教不严,且经济上放纵,等等。

社会因素

有的人走上吸毒的道路,是为了取得群体的认同。著名的心理学家马斯洛提出的需要层次理论认为人生活在世界上不仅有生存、安全的低层次需要,更有归属、爱等高层次需要。诚然,归属是人类正常的、不可或缺的需求,然而也正是它将一部分人引入毒品的世界。这些人为了表明从属于特定群体和亚文化的决心,或是为了确定自己认同某个特别的人而采取吸毒行为。这类吸毒者通常把吸毒看成一种仪式,其功能是让某一特定团体和某个特别人物认同自己,进而获得一种群体归属感。然后,他们会再强迫他人吸毒以表示对群体的忠诚。所以吸毒的现象往往呈"再生性"发展。

美国社会学家霍华德·贝克尔(Howard Becker)把毒品

上瘾看成是一种习得行为,即把吸毒看作是一种学习过程,这种过程是用毒者在其他毒友的"毒品文化"熏陶下发生的,经过"毒品文化"的浸洗,毒友们都学会一套特有的毒品语言。如迷幻药(LSD)被吸毒者称为"酸头",服用LSD叫做"值班",药性发作称为"旅程",还有将不同颜色胶囊装的LSD称为"樱桃尖"、"紫雾"、"蓝色喝彩"等等。

我们的一些媒体也在不知不觉中为毒品作了宣传。虽然它们没有鼓动人们吸毒,但有的文学作品和和影视节目对吸毒行为大肆渲染,甚至将吸毒细节详尽描写,比如一名做卧底的警察为了取得毒贩的信任而走上吸毒的道路,帮助警方剿灭了毒品窝等,致使一些好奇心极重的青少年去模仿,间接地起到推波助澜的诱导吸毒的作用。

另外,随着社会的开放,越来越多娱乐场所的出现,使人们获取毒品的可能性增大。毒贩常常利用酒吧、歌舞厅、桑拿按摩等娱乐场所进行毒品交易,而那些经常出没于这类场所的人就更可能有意无意地染指毒品。1997年上半年,在对北京八城区909户居民的调查中,公众认为获得毒品的难易程度适中,略倾向于容易,而吸毒者则认为获得毒品比较容易。1998年华东师范大学社会与研究中心在对上海中学生的抽样调查显示,8.3%的中学生认为获得毒品"很容易"或"较容易"。

另一方面,我国的禁毒宣传和教育机制还不健全,致使部分人对毒品所知甚少,所以很容易上当受骗。

和毒品说"再见":戒毒

电视连续剧《霍元甲》中,有一段描述霍元甲戒毒的痛苦场面。然而,霍元甲吸食的是鸦片,目前地下市场流行的是冰毒、海洛因等精制的高纯度毒品。比起鸦片,后者使人体产生的依赖性要强千倍。因此,"一朝吸毒,十年戒毒,终身想毒"的说法不是吓唬人的。如何帮助吸毒人员戒毒,可以有以下几种途径:

药物治疗

近年来,国内外在戒毒问题上进行了大量的研究,开发出了种类繁多的戒毒药品,如美沙酮、纳曲酮,以及各种中药等。这类药物的原理在于阻断服用毒品后产生的快感。然而,戒毒药品只能去除古柯碱引起的生理快感,尚不能去除人们称之为"瘾头"的心理快感。

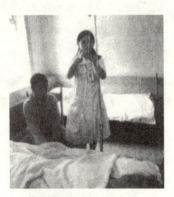

北方戒毒康复中心的护士正在为吸毒患者进行治疗

心理治疗

由于吸毒心理是一种变态心理,因此,为了彻底消除毒瘾,在使用药物戒除吸毒的生理依赖时,还必须同时进行心理矫治,以便戒除吸毒人员的心瘾。目前使用较多的是行为疗法(如厌恶疗法、代币疗法、生物反馈治疗法等)和认知疗法,此外催眠疗法也对戒毒和重塑吸毒者的人格有较好的效用。当然,这些矫治方法既可以单独使用,也可以配合使用。心理治疗不仅限于戒除心瘾,更重要的是恢复健康的心理状态,重塑人格。

社会支持

社会支持、人际环境在戒毒的过程中起着非常重要的作用。在戒毒过程中,如果有来自家庭、朋友、社会的关怀、支持和帮助，可能会取得事半功倍的效果。来自社会的支持作用主要是指当事人能够在主观上感受到的关心、理解和帮助。有一项调查问戒毒者"你认为戒毒成功最重要的因素是什么"时，67.5%的吸毒者将家人及社会的支持视为首选因素。杨玲、崔诣晨（2003）的研究也证明了戒毒者对支持的主观体验、满意度和利用度越高，采取面对策略的越多；反之，则采取屈服策略的越多。

另外，戒毒人员在回归社会的过程中，面临着一系列的现实难题，如家庭不接纳、社会歧视、公众对艾滋病的恐惧等，这些因素足以让这些成功戒毒的人又一次走向毒品。我国现在进行的无毒社区建设、社区帮教实践等探索就在一定程度上缓解了这些问题。另外，研究表明，对吸毒者进行生活技能训练，可以提高他们思考能力、处理问题和自我认识的能力，培养自信、自尊。因此，我们可以通过社会适应课程训练，指导吸毒者如何去处理与他人的关系，如何改变自己的形象，如何重新去社会工作等，促使吸毒者重建自尊，形成积极的自我概念。

政策保障

此外，政府还应当提供一系列政策上的保障，防患于未然。如加强禁毒宣传工作，开展全民禁毒教育，完善禁毒的法律法规，加强麻醉药品、精神药品和易制毒化学药品的管理，减少毒品非法的流入渠道，加强戒毒所点建设，严格依法追究贩毒、吸毒者的责任等。

去而复返：复吸

复吸现象是我们必须关注的问题，许多资料表明戒毒者半年内复吸率高达95%，复吸者对毒品的消耗远远大于初吸者。

王增珍等（2004）对616名吸毒人员展开调查，发现社会心理因素、毒龄、初次吸毒年龄与复吸有密切关系。吸毒者社会心理素质越差，越容易走上吸毒的邪路，其开始吸毒的年龄越小，吸毒年限越长，对毒品的体验越深刻，生理和心理的依赖也就越严重，越容易对吸毒群体产生认同感。

许多研究表明，居高不下的复吸率主要是由于对毒品的心理依赖难以戒除，另外也与吸毒者扭曲的人格、其有无充分的、坚决的戒毒决心、强烈、主动戒毒愿望、毒龄、家庭和社会的排斥、交友、所需支付的毒资等众多因素有关。

小知识

毒品的四种特性

（1）快乐性。毒品进入人体后，能使吸食者获得一种特殊的欣快感，产生一种飘飘欲仙的感觉。在这短暂的欣快期里，吸毒者可以尽情地享受快乐、舒适，忘却所有痛苦，抛开一切烦恼。这大约是使吸毒者受到诱惑的首要原因。

（2）致毒性。毒品直接作用于人的中枢神经系统，长期使用，除中枢神经系统外，肌体组织也会遭到严重破坏，致使吸毒者身体空虚，精神变异。

（3）耐药性。吸毒者吸毒是为了获得欣快感，但以后再吸毒，相同剂量的毒品已不能达到这种目的。为了重新获得欣快感，就必须加大剂量，这就是毒品的耐药性。在这种循环往复的过程中，吸毒者使用毒品的剂量越来越大，其对身心的危害也就越来越大。

（4）成瘾性，也即依赖性。凡吸食毒品者会很快上瘾，并在生理和心理上对毒品产生严重的依赖性。这种依赖性体现在吸毒者毒瘾发作时的痛不欲生和对"过瘾"的飘飘欲仙感觉的渴求两方面，并使其深陷毒潭而不能自拔。这也是吸毒者难以戒断毒瘾从而导致"一日吸毒，终生戒毒"的原因。

毒品自身的特性决定了毒品的不能尝试性。也就是说，任何人的意志力，包括医生、戒毒专家，都无法抵挡住毒品的"魔力"，因而只能以不去尝试这种方法来进行抵制和防御。青少年唯有如此，才能御毒于身外。

五、饮食：需要控制的行为

卡彭特和她的哥哥理查组成的卡彭特兄妹合唱团，在1971年以《渴望亲近你》荣登多个流行单曲排行榜第一名之后，就成为最受欢迎的歌手，很快就风靡了全世界。当时，BillBoard杂志的一位作者讽刺卡彭特的体态过于丰满，于是卡彭特决心要改变自己的形象，开始强迫性地改变自己的外表和体重。

半年间，卡彭特从145磅减到120磅。其间她一天喝8杯水，不碰任何高脂肪食物。1974年115磅的卡彭特仍不满意自己的体重，进食越来越少，并长期服用轻泻剂。一位朋友开始担心：这会不会是一种病？他不幸言中了！

1975年，卡彭特开始觉得身体不适。她的体重不断下

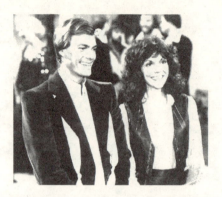

1983年2月4日,卡彭特(右)死于神经性厌食症。

降,很快就瘦得皮包骨头,仅80磅,而且十分容易疲倦,为此不得不取消了去欧洲和日本的巡回演出。医生的诊断结果是"神经性厌食症"。对这一陌生的疾病,理查及家人一无所知,只是尽力为卡彭特准备美餐,鼓励她多吃,以为这样便没事了。

1981年,卡彭特第一次向理查承认自己的身体出了问题,需要治疗。她随后独自去纽约,开始治疗神经性厌食症。1982年9月,由于病情危急,严重脱水,她被送进医院。到11月,卡彭特终于恢复到了一天三餐的正常情况。出院后,想家的卡彭特马上回到了加利福尼亚州自己亲人的身边。

从1983年1月28日起,卡彭特不止一次对朋友说起,她觉得心脏有问题,好像要跳出胸口似的。2月1日晚,她与哥哥理查以及舞台制作人共进晚餐,晚餐后她回到自己的寓所,这是理查最后一次看到活着的卡彭特。第二天,卡彭特来到父母亲家里,胃口大开,吃了不少东西。她母亲还以为卡彭特病已痊愈,非常高兴。

谁料就在两天后,也就是1983年2月4日,卡彭特在拿衣服时猝然倒下，经抢救无效，死于深爱她的父母怀中。她的直接死因是"严重心律不齐"。

关于饮食的实验：饿着好还是撑着好

饥饿实验

1950年，Ancel Keys和他的同事在第二次世界大战期间，对36位自愿参加饥饿研究取代服役的被试进行了实验，研究饥饿对人体造成的影响。

实验的前三个月，研究者要求这些被试规律地进食并接受多项测验。他们都是一些相当健康的年轻人，体重正常，智商在中等到聪明之间，情绪稳定。经过三个月的正常饮食形成对热量的需求后，研究者给被试减少一半的食物量，目标是减轻原先体重的25%。虽然研究者减少被试一半的热量吸收，但仍给他们适当的营养品，所以被试不会因饥饿而有生命危险。

刚开始被试的体重很快地下降了。但是这种速度没有持续。为了继续减轻体重，他们必须不断减少摄入的热量，以至于有少部分人退出了实验。不过大部分留下来的人都通过了六个月的减轻体重计划，并且大多数都达到了目标。

在这一实验中，令Keys和他的同事们感到惊讶的是伴随着饥饿状态而来的行为。这些被试一开始是乐观且快乐的，但这些感觉很快就消失了。他们变得容易生气，会向他人挑衅，且开始出现打架行为，这些与他们原先的个性完全不同。经过六个月的饥饿实验，他们除了保持好斗的行为外，还变得冷漠，尽量避免身体活动，忽略自己和别人的外表，对性活动也失去兴趣。而且他们在体重恢复到原来的指标后,仍然约有一半的人有饮食方面的困扰,大部分人不能恢复从前乐观、爽朗的性格。

饮食过量试验

20世纪70年代,Ethan Allwn Sims 和他的同事们对美国佛蒙特州立监狱的一组犯人进行了饮食过量的实验。这些犯人是自愿参加实验的,并愿意让自己的体重增加20到30磅(相当于22斤到33斤)。实验者给被试丰富而美味的食物,并限制他们的活动。

结果起初他们的体重增加迅速,但很快地开始缓慢下来,因此必须靠摄入更多的食物来增加体重。而且最后,不是所有人都能达到体重目标。

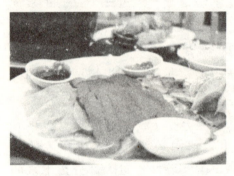

他们饮食过量但并不快乐,除非有好的食物品质和漂亮的餐桌摆设,否则他们对食物不感兴趣。他们必须强迫自己去吃,很多人还想退出实验。但是他们没有出现饥饿试验中的好斗行为和性格变化。

当被试不再按要求进食时,几乎所有的人都能很快地减轻体重,只有两个人无法回到原来的体重。追究他们的医学背景,发现他们都有肥胖的家族史。

饮食金字塔:合理的饮食结构

就饮食结构来说,目前国内外专业的营养学家都在倡导均衡营养。以往在衡量人体饮食结构的时候,提倡的是人体内脂肪、蛋白质和碳水化合物这三大物质的平衡。通

第六章 健康杀手：哪些行为威胁着你的健康？

常，当脂肪占人体总热能的 30%左右、蛋白质占 15%、碳水化合物占 55%的时候，人体会达到一个良好的平衡状态。还有一种衡量饮食结构的标准，即饱和脂肪酸、单不饱和脂肪酸和多不饱和脂肪酸的比例达到 1∶1∶1。但这些并不意味着每个人的营养均衡标准都一样，而是有年龄、体质之分的。

美国农业部 1992 年曾发布了"饮食金字塔"食谱，并在全世界范围内进行推广，但这套食谱并未对不同年龄和不同体质的受众进行区分，所以长期以来一直受到众多人士的质疑。

面对国内民众日益肥胖的体质，美国政府在 2005 年对旧的饮食方针进行了改革，并发布了一系列新型"饮食金字塔"方针，以新的形式和多样的选择帮助美国民众找到适合自己的饮食指南。这一方针将原有的单一选择拓展为 12 个"食品金字塔"。"金字塔"由六条垂直的彩色条谱组成，橘黄色、绿色、红色、黄色、蓝色、紫色六类颜色分别代表谷物、蔬菜、水果、奶制品、脂肪及盐和糖、肉类和豆类；条谱有粗有细，其中最粗的代表谷物，代表每天摄入的食品中谷物分量应该最多，随后依次是奶制品、蔬菜、水果、肉类和豆类及脂肪、糖和盐。

这个新型的饮食计划要求美国人针对自身的不同状况，合理安排每天的饮食。在新的饮食结构中，锻炼是其中不可缺少的一个环节。形体专家丹尼斯·奥斯汀表示，30 分钟的有氧运动是食谱指导中一个非常重要的组成部分，它不仅可以使你充满活力，还可以使你更好地配合食谱中的各类需求。

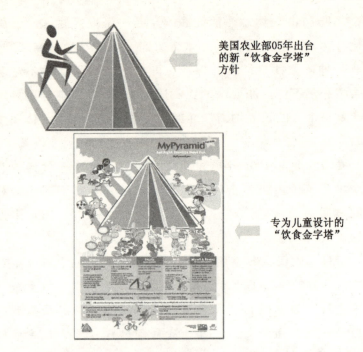

美国农业部05年出台的新"饮食金字塔"方针

专为儿童设计的"饮食金字塔"

中国的饮食结构从成分上来说主要以米饭、面条等碳水化合物为主。但近年来，随着人们生活水平的提高，人们口味的变化以及应对快节奏生活的需要，人们在饮食结构上出现了偏颇：饭越吃越少，肉越吃越多，各种佐料（油、盐、糖、味精）越放越多。20世纪90年代初与80年代相比，我国的肉类消费量增加了80%以上，而肉、蛋、脂肪消费量较高的地区，癌症、心脑血管病和糖尿病等死亡率也明显偏高。

据我国2000年营养监测数据显示，全国出现与饮食相关的慢性病，如肥胖、高血压、糖尿病等患病率明显上升，18岁及以上居民高血压患病率为18.8%，估计全国高血压患病人数有1.6亿多，大城市20岁以上人群糖尿病患病率由1996年的4.6%上升到6.4%。中国营养学会秘书长、中国疾病预防控制中心营养与食品安全所副所长翟凤英研究员指出：与"吃"相关的慢性病占中国人死亡原因的70%以上。

另外，人们对一日三餐的态度和质量要求、饮食的频次和数量、饮食的情绪以及餐前饭后的一些小习惯也会对健康产生影响。比如不吃早饭会让人反应迟钝、罹患便秘、腺体亢进、罹患肠胃疾病和其他慢性病；又如睡前丰盛的晚餐会把人推向肥胖一族；另外，甜食、油腻食物、好吃零食及食后喜静卧的人、饭前喜欢少量饮酒的人，也易肥胖。

小知识

世界卫生组织（WHO）公布的全球十大垃圾食物及其危害

垃圾食物是我们肥胖的罪魁祸首，也是造成健康问题的重大因素，为了健康与身材请大家远离垃圾食品。下面是世界卫生组织（WHO）公布的全球十大垃圾食物：

一、油炸类食品

1. 导致心血管疾病的元凶（油炸淀粉）
2. 含致癌物质
3. 破坏维生素，使蛋白质变性

二、腌制类食品

1. 导致高血压，肾负担过重，鼻咽癌
2. 影响黏膜系统（对肠胃有害）
3. 易得溃疡和发炎

三、加工类肉食品（肉干、肉松、香肠等）

    1. 含三大致癌物质之一：亚硝酸盐（防腐和显色作用）

    2. 含大量防腐剂（加重肝脏负担）

四、饼干类食品（不含低温烘烤和全麦饼干）

    1. 食用香精和色素过多（对肝脏功能造成负担）

    2. 严重破坏维生素

    3. 热量过多、营养成分低

五、汽水可乐类食品

    1. 含磷酸、碳酸，会带走体内大量的钙

    2. 含糖量过高，喝后有饱胀感，影响正餐

六、方便类食品（主要指方便面和膨化食品）

    1. 盐分过高，含防腐剂、香精（损肝）

    2. 只有热量，没有营养

七、罐头类食品（包括鱼肉类和水果类）

    1. 破坏维生素，使蛋白质变性

    2. 热量过多，营养成分低

八、话梅蜜饯类食品（果脯）

    1. 含三大致癌物质之一：亚硝酸盐（防腐和显色作用）

    2. 盐分过高，含防腐剂、香精（损肝）

九、冷冻甜品类食品（冰淇淋、冰棒和各种雪糕）

    1. 含奶油极易引起肥胖

    2. 含糖量过高影响正餐

十、烧烤类食品

    1. 含大量"三苯四丙吡"（三大致癌物质之首）

    2. 1只烤鸡腿等于60支烟的毒性

    3. 导致蛋白质炭化变性（加重肾脏、肝脏负担）

肥胖：温和杀手

随着社会的发展、人们生活水平的提高，肥胖已经成为当前全球关注的公共卫生问题。肥胖症的高发率和高危后果也已引起人们的关注。1999 年 WHO 正式宣布肥胖是一种疾病，而且它将成为全球首要健康问题。据不完全统计，全世界患肥胖症的人数正在以每 5 年翻一番的惊人速度增长，每年肥胖造成的直接或间接死亡人数已超过 30 万，成为仅次于吸烟之后的第二个可以预防的致死危险因素，与艾滋病、吸毒、酗酒并列为世界性四大医学社会问题。至 20 世纪 90 年代末，我国的肥胖率已经接近 10%。

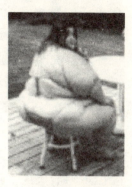

肥胖症患者

肥胖会给人们的生活带来极大的不便，肥胖者常感乏力、气促、活动困难、关节疼痛、下肢浮肿等，严重时甚至失去生活自理能力。而且，很多疾病会伴随着肥胖而来，并变得越来越严重。

肥胖是糖尿病的独立危险因素之一，肥胖与 2 型糖尿病被称为"姊妹病"，因为它们的遗传因素基本一致，导致肥胖的基因缺陷绝大多数也会引起 2 型糖尿病。此外，这两种疾病的环境因素也惊人的一致，都是因为高能量、高脂肪的饮食习惯和缺乏运动所致。而且，它们存在

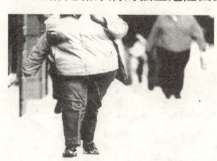

目前全世界有约三亿人受到肥胖症的困扰（摘自新华网《肥胖症困扰全球三亿人》，2006 年 10 月 21 日）

着一个共同的病理基础，就是胰岛素抵抗。约 75% 的肥胖者发生 2 型糖尿病，而 90% 的 2 型糖尿病在发病前体重增加。

高血压是肥胖的常见并发症，大量证据表明肥胖是发生高血压的独立危险因素。临床资料显示 BMI 与血压呈显著正相关。血压和体重的关系在儿童和青年期就已存在，人群统计资料表明体内脂肪增加 10%，导致收缩压与舒张压相应平均升高 0.80 kPa 和 0.53 kPa。另外，肥胖与高血压的关系还与脂肪的分布有很大的关系，腹型肥胖的人更容易患高血压。

据有关文献报道，肥胖者发生心力衰竭、心肌梗死的危险性是一般人的 2 倍，且肥胖有助长冠心病发展的趋势。研究显示，BMI 大于 29 者，患冠心病的危险性比 BMI 小于 21 者增加 3.3 倍。BMI 在 25 到 29 之间者，患冠心病的相对危险性为 BMI 小于 21 者的 1.8 倍。而对亚洲人而言，这一临界指标可能更低。这是因为肥胖者摄入能量过多，部分能量以脂肪的形式储存，促使动脉粥样硬化形成。另一方面，肥胖者体力活动少，冠状血管侧支循环形成不足，人体的体积增大造成的血容量增加，心脏负荷过重，均是肥胖者易患冠心病的原因。

肥胖与胆石形成也有密切关系，流行病学调查显示肥胖是胆石发生的易患因素，肥胖可增加胆石的发生率。研究结果发现 BMI 小于 24 时，临床胆石的发生率为 250—10 万人/年；当 BMI 达到 30 时，胆石的发生率逐渐增加，当 BMI 大于 30 时，胆石的发生率急剧增加。

研究表明约有 60% 肥胖者患阻塞性睡眠呼吸暂停综合征（obstructive sleep apnea syndrome，OSAS）。肥胖者中约有

45%—55%出现打鼾，严重打鼾常伴发 OSAS。这是因为肥胖者胸、腹部大量脂肪堆积，使胸壁顺应性减低，增加了呼吸系统机械负荷，使肺功能残气量降低，而低肺容量通气则可使气道朝气量呼吸时处于闭合状态。睡眠时肺通气不足可引起或促进呼吸暂停的发生，还可引起脑功能障碍、肺动脉高压、高血压、心动过缓，严重者可出现心衰，呼吸衰竭，甚至猝死。

肥胖极易造成脂肪肝，引起肝细胞坏死，导致肝硬化。研究表明脂肪肝在儿童期即可出现，儿童肥胖程度与脂肪肝的患病率有直接关系。通过超声检测，儿童腹部皮下脂肪厚度大于 30 mm 者，脂肪肝的患病率可达 44.4%。

肥胖者恶性肿瘤发生率升高，男性肥胖者结肠癌、直肠癌、前列腺癌高发，女性患者子宫内膜癌的比率比正常妇女高 2—3 倍，绝经后乳腺癌的发生率随体重增加而升高，胆囊和胆道癌也较常见。

肥胖的孕妇，容易造成生产困难或延长生产时间，影响胎儿的健康。严重肥胖者，孕妇及胎儿的死亡率会较高。

此外，肥胖还会引发高血脂症；造成膝内翻、膝外翻，股骨头骨骺分离、关节炎、股骨头无菌性坏死和平底足等疾病；使皮肤脆性增高，易发生皮炎、擦烂，并容易合并化脓性或真菌感染。而且，肥胖会使死亡发生率急剧上升。国外有研究资料表明，当 BMI 超过 25 时，患者病死率会呈直线上升趋势。

肥胖的人常常会因为自己的体型不美，行动不便，而遭人嘲笑，经常处在较重的压力之下。因此容易发生人际关系不适应、情绪不稳定和行为问题，表现为非攻击性、焦虑/抑郁、社交退缩、思维问题等心理行为问题，形成内向、孤僻的性格，缺乏竞争力。

肥胖还会引起社会经济问题，比如肥胖引起的多种并发症，使医疗开支大大增加，直接影响社会经济。此外，肥胖及其并发症又可使劳动生产率降低，工作时间减少，给社会经济造成间接的、但又是极其巨大的损耗。

肥胖症与相关疾病的相对危险性(WHO,1997)

高度增加(3倍以上)	中度增加(2—3倍)	轻度增加(1—2倍)
2型糖尿病	冠心病	癌症（大肠癌、子宫内膜癌、女性停经后乳癌）
胆囊疾病	高血压	性激素分泌异常
血脂异常	骨关节炎	多发性卵巢囊肿综合症
代谢综合症	高尿酸血症和痛风	不育
呼吸困难		腰背痛
睡眠呼吸暂停		增加麻醉危险性
		母亲肥胖引起胎儿缺陷

肥胖：先天还是后天

基因

研究发现父母一方肥胖者，其子女的肥胖发生率为40%—50%；父母双方均肥胖者，其子女的肥胖发生率为70%—80%。排除其共同生活方式的因素，人们发现这还与遗传基因有关。1994年，科学家采用定位克隆技术首次成功地克隆出小鼠的肥胖相关基因（ob gene，简称OB，又称瘦素基因或肥胖基因）及人类的同源序列，至今OB的定位和结构已明确。人类肥胖者对内源性瘦素抵抗，这种抵抗可能是形成人类肥胖的基础。

另外，科学家还用分子生物学手段确认了6种单基因突变可引起肥胖症。在普通人群的肥胖症患者中，"节俭基因"是主要的遗传基础。"节俭基因学说"是指在食品供应不稳定的情况下,携带"节俭基因"的人可以把能量通过脂肪存储起来以备用,这样有利于能量的储存,但在生活富裕的情况下,过量地表达"节俭基因"使脂肪过多积聚,导致肥胖尤其是腹型肥胖,最终导致胰岛素抵抗和 2 型糖尿病。

内分泌紊乱

肥胖与内分泌功能失调密切相关。内分泌异常往往伴有继发性肥胖症,如体内胰岛素分泌增多、垂体前叶功能低下、甲状腺功能减退、性腺功能减退等,都可引起肥胖。脑炎、脑外伤、脑肿瘤等,也常继发引起肥胖。很多女性在更年期后,因荷尔蒙的变化,体重也会逐渐上升。

代谢异常

根据有关调查表明,肥胖者通常都是在发胖后才开始减少饮食量的,但人体一旦肥胖之后,即使减少饮食,也无法减少脂肪。这是由于我们的身体会在体内作自动的物质代谢平衡,会朝着原有脂肪形成的轨道去运行,去调整已被减少的食物,更加合理地生成脂肪。即肥胖是一种恶性循环,处于肥胖的人,体内脂肪积蓄越多,身体的新陈代谢就越向促进脂肪积蓄的方向转化。

饮食

人们的饮食习惯及饮食结构对肥胖的发生有很大的影响。不恰当地追求高糖、高脂肪、高蛋白饮食,特别是过多地摄入动物内脏和动物脂肪,以及

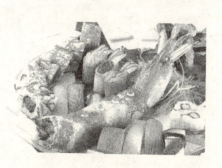

吃饭速度过快、好吃零食、甜食和晚餐进食过多等，容易引起肥胖。例如欧洲人、南非人中肥胖者较多，这是因为欧洲人过多地食用肉及奶油，而南非人过多地摄入糖分。

生活习惯

人们在工作和工作之余花在电视和电脑上的时间愈来愈多。Tucker 等报道，每天看电视 4 小时以上的妇女比每天看不足 1 小时电视的妇女的肥胖发生率大 2 倍。而久坐与肥胖是成正比的。还有诸如寝前吃夜宵，暴饮暴食，喝大量的啤酒，睡懒觉等也是造成肥胖的原因。

另外，由于交通工具的发达以及家务劳动的机械化、电气化，使人们的体力活动大为减少，导致能量供给与消耗的失衡，这也是引发肥胖的原因之一。Brag（1987）在肥胖病因分类中提到，不运动是引起肥胖的一个主要原因。早期实验和流行病学研究表明，在成人和儿童中，不锻炼的人肥胖或超重现象较多，而积极参加体育锻炼的人体重则较为正常。

心理因素：肥胖也和人的心理因素有关。有些人在焦虑或烦躁时，会吃更多的东西。也有研究表明，压力可以诱发食欲。另外，肥胖者比非肥胖者对与食物相关的线索更敏感。例如，当食物吃起来、或看起来好吃时，肥胖者会比正常体重者吃得多。

其他：肥胖是多因素作用引起的综合症。其他的因素包括性别、年龄、职业、摄食中枢的功能异常、药物、病毒感染、肌肉纤维类型、脂肪细胞数目的增多与肥大等。

远离肥胖

控制饮食

肥胖者可通过控制饮食的摄入量来达到减肥的目的。控制饮食主要从摄入量及饮食成分两方面着手,减少能量的摄入。控制饮食的关键是限制糖和脂肪的摄入量,食谱应为高蛋白、低脂肪、低糖的膳食,控制饮食的同时要保证各种营养素齐全,避免产生营养缺乏症,不能盲目、无限制地节食,也不能通过减少水摄入来减肥。减肥较合理的节食进程应是每周减轻体重 1 kg 左右。

坚持运动

运动能增加能量消耗,调节能量平衡,减少体内脂肪,改善脂质代谢。因此,运动减肥是一种被广泛采用和普遍接受的方法。但研究表明,脂肪仅在小强度、长时间的运动中才会被动用。因此,一些动力型有氧运动,如快步走、慢跑、自行车和有音乐伴奏的健身操等更有助于减肥。减肥运动的运动强度可以用心率来评定,即运动即刻心率保持在每分钟 120—140 次的范围内为宜,每次运动的持续时间在 30 分钟以上。

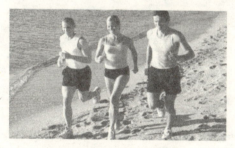

动力性有氧运动有助减肥

不同运动有不同的能量消耗,见下表:

项目	耗能 kcal/(m·min)	项目	耗能 kcal/(m·min)
散步	1.480	广播操	2.769
中等速度步行	1.675	跳绳	2.063
跑步	5.555	游泳	4.056
上下楼梯	4.500	足球	4.806
骑自行车	3.008	篮球	3.313
跳舞	2.538		

在选择运动项目时，要根据个人爱好、原有的运动基础、肥胖程度、体质、居住环境及年龄等情况而定，并根据运动后的劳累程度、脉率等指标选择适当的运动量。运动量由小到大、循序渐进，并要持之以恒。

行为矫正

改变日常行为方式是减肥的根本要求，尤其是对中青年肥胖者来说，他们大部分是因为在参加工作后不注意饮食和缺乏运动造成的。所以，肥胖者应当做到：一、改变原来不合理的饮食习惯，如少吃高脂肪、高热量的食物，限制进餐的次数；二、改变进食的方式，做到慢食、提前进餐、吃流食、吃蔬果餐等；三、改变饮食的坏习惯，做到寝前不吃东西，不在看电视时吃饭或吃其他东西。不暴饮暴食，少喝酒，特别是啤酒，做到一日三餐，晚餐少吃；四、改变不运动的习惯，制定每周至少3次以上的体育活动计划。

药物治疗

目前，一些减肥的药物有食欲抑制类药物、促进能量代谢类激素、消化吸收抑制类药物、局部脂肪分解药物、中药、外科手术、减肥器具等。由于许多药物均有一定的毒副作用，且往往需要长期服用，反弹的可能性较大，因此应当与其他方法综合使用为佳。

正确认识肥胖

大规模数据分析说明我国糖尿病、冠心病、高血压将伴随超重肥胖人群的快速扩大进一步高发。公共卫生及医务工作者应将对肥胖问题的关注看作是保护人民健康的重要环节，给予高度重视。而广大的非医务工作者也应当改变将超重、肥胖仅看作是个人形象问题的认识，从保护自身健康出发对肥胖进行正确认识并加以控制。

第六章 健康杀手：哪些行为威胁着你的健康？

采取实际措施

肥胖问题是可以解决的。关键是要抓住时机，措施到位，调动个人和社区的积极性，将肥胖的防治纳入社区卫生服务的工作中去。在学术方面，应当作深入实用的研究，比如肥胖在我国的分布和危险性的进一步评价，人体体内脂肪分布的研究、新的减肥药物、相关政策的制定和实施等。

儿童肥胖

儿童肥胖可以分为两种类型，即单纯性肥胖和继发性肥胖。其中，儿童肥胖70%都属于单纯性肥胖；而继发性肥胖主要缘于孩子身体存在某些疾病。单纯性肥胖主要是由于遗传及精神因素、饮食和喂养不当、养育观念不正确、缺少运动等因素造成的；继发性肥胖可能是由先天性因素、脑性疾病、内分泌疾病等引起的。

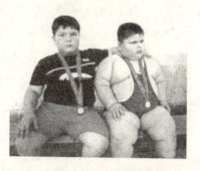

国内外大量的流行病学调查资料显示，不管是发达国家还是发展中国家，儿童期单纯性肥胖症发生率均呈逐年上升的趋势。我国儿童肥胖症的检出率随年龄的增大而增高，且逐年上升。上海地区小学生肥胖，1985年为4%，1996年为10%，到2002年达到15%。国外资料显示，约1/3学龄前的肥胖儿20年后可发展成为肥胖成人，约1/2学龄期的肥胖儿成年后发展为肥胖症。

对儿童而言，肥胖除了可能增加心肺功能损害、血脂代谢异常、糖尿病和高胰岛素血症的发生率外，还会导致儿童智力发育缓慢、心理行为异常、性发育和性成熟提前，增加儿童感染性疾病的危险性（如儿童呼吸道感染及皮肤感染）等。

防治儿童肥胖的原则是控制饮食和加强体育锻炼。肥胖儿应适当节食，食物应以果蔬、谷类、麦食为主，外加适量蛋白质，如瘦肉、鱼类、鸡蛋、豆制品等。同时，要鼓励孩子多参加运动，这能促进孩子更健康地成长。孩子如患继发性肥胖症应及时寻求专业治疗。

我不吃：神经性厌食症

神经性厌食症（Anorexia Nervosa，AN）是一种以进食行为异常为主的精神障碍，患者表现出强迫性偏食、厌食、体重下降、明显消瘦为特征的疾病。AN 可引起营养不良、闭经、便秘、心动过缓、低血压、窦性心律失常、心力衰竭、低血糖、各类血细胞减少、水肿、甲状腺功能病态综合症、骨丢失等问题，是一种慢性过程或致死性疾病。AN 的高发年龄为 13—25 岁，并且多见于青少年女性。

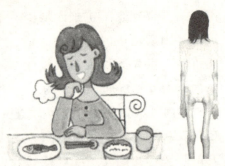

神经性厌食症患者

诊断要点

在 DSM-IV 中，神经性厌食症的诊断要点是：（1）拒绝达到该年龄和身高所应达到的最低体重标准（体重预期值的 85% 以下）；（2）纵使已经体重过轻，仍强烈害怕体重增加而过分节食；（3）对自己的体重、身高和体形等方面有感知障碍，或者对自己目前的严重消瘦产生心理上和行为上的偏差或障碍；（4）已经有月经史的女性出现停经（甚至连续3个周期未来月经）。

发病原因

心理行为因素："怕胖"被认为是AN病态心理的核心。在如今"以瘦为美"的社会中，青少年，尤其是女性会对自己在发育期正常的体重增加产生不满，而出现"减肥"的愿望。她们缺乏相关的发育知识和营养知识，只是片面追求时尚的形体美，强迫自己节食，采取诱吐、过度运动、服用泻剂等方式减肥，久而久之便出现厌食症状。

遗传因素：对双胞胎的研究和家族研究显示神经性厌食症受遗传因素的影响。在一项综合了大量双生子的研究中，Treasure Holland证实，如果单卵双生子一方患AN，则另一方比正常人有更大的患病可能性。对30对单卵双生子的研究发现，患AN的一致性高达55%。

家庭因素：德国著名的精神分析学家贝克沃把神经性厌食症的主要原因归结为个体童年时期的心理根源。父母特别是母亲的抚养方式是这一心理根源的可能来源。他认为父母对儿童需要的错误理解直接导致了儿童身体感觉和生理表象的混淆和错乱，从而导致了厌食。另外的一些研究者发现神经性厌食患者及其家庭成员之间往往缺乏亲密度。此外，交流障碍、较多的体重问题、较多的躯体疾病、情感性疾病和饮酒也是常见的家庭致病因素。

诱发因素：考试压力、亲人分离、家庭环境改变、自尊心受到伤害、躯体疾病等因素都可诱发神经性厌食。

治疗方法

对神经性厌食症的治疗包括营养治疗、认知行为、家庭治疗、药物治疗、综合治疗等。

AN治疗的首要目的就是恢复个体的营养状态。营养治疗的目标是达到营养状态稳定，再进食，建立健康的饮食模式，恢复体重和重返正常生活。

认知行为治疗帮助提高患者对厌食症原理、表现和防治的认识，改变"瘦即是美"的错误认知。同时，营造出既具有约束性、又具有治疗作用的环境，鼓励病人增加进食，并给予相应的奖励和惩罚。

家庭疗法是以家庭为干预对象的治疗形式，出发点在于对家庭中的互动模式、成员关系和情感表达等进行全方位的考察与了解，并针对不同的问题和家庭情况施以不同的干预手段，以解决家庭和个体的冲突。

药物治疗大致分为两大类。第一类药物是试图影响与饥饿或厌食感有关的神经递质或神经肽，从而达到治疗目的。第二类药物是试图治疗与 AN 并存的其他精神障碍，从而达到治疗 AN 的目的。

另外，做好患者父母的健康教育，取得患者家属的合作也很重要。

让我吃：神经性贪食症

神经性贪食症（BN）是另一种饮食异常，主要特征是在一段时间内不断地吃东西，但吃完后马上就通过自我呕吐，或使用通便剂以及其他避免体重增加的方法来维持相对的正常体重。女性得病机率远大于男性。BN 会引起消化系统的感染和心脏问题（如低血

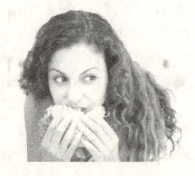

糖、心律不齐等），以及抑郁等心理问题，相当多的神经性贪食症患者会有自杀企图。

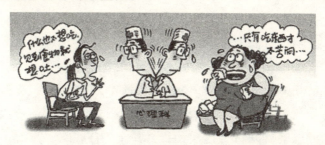

有的学者认为，神经性贪食症与持久性神经性厌食症之间存在密切联系，前者是后者的延续，而且两者的治疗方式、方法也基本相同。但是，另外的学者对此说法提出疑义，认为它们是本质不同的两类疾病。神经性贪食症患者通常对自己的问题有着明确的认识，她们对食物不可控制的欲望更类似强迫症患者的情绪反应，存在矛盾冲突、内疚等心理状态。神经性厌食症患者通常对自己的问题无明显的认识，他们的行为以及焦虑、抑郁等情绪是由于其体像障碍而引起的。

心理学家认为，神经性贪食症是用来处理压力、焦虑等不愉快感觉的一种方式。患者在生理上并不需要进食，而在心理上却有长期饥饿的感觉。贪食症患者是为了处理比暴饮暴食和过分关注体重更加严重的心理问题才患贪食症的。比如前英国王妃戴安娜常常吃进大量的食物，甚至要溜进厨房寻找食物以快速地填入腹中，以缓解内心的冲突、焦虑、痛苦、忧郁。

当然，神经性贪食症还与家庭环境、遗传因素、社会文化、不良认知等有关。

认知行为疗法的一些技术，如自我监控、强化、放松训练、认知重构等对神经性贪食症有较好的疗效,这些技术的焦点一般是在减少暴饮暴食和人为呕吐、拉肚子等行为。

人际治疗也是一种可行的方法,它关注患者的人际问题。这一疗法认为 BN 倾向于发生在青少年后期,而这正是最可能出现人际问题的时期。从这个观点出发,人际疗法认为饮食问题代表了患者不合理的欲求。人际治疗成功的比率可以同认知行为疗法相提并论。

药物治疗,尤其是抗抑郁药剂,被使用来配合心理治疗医治神经性贪食症。此外,家庭疗法、团体疗法也证明对治疗神经性贪食症有效。

小 知 识

你的体重标准么?

专家们在讨论这个世界性健康难题时,提到对肥胖标准的新认识,认为欧美、亚洲和中国,由于人种和生活环境的差别,也应有各自不同的肥胖标准。因此,目

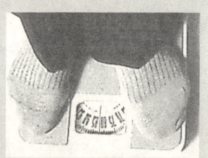

前延用的世界通用肥胖标准并非真正是"通用"的。

一、世界肥胖标准。

目前全世界都使用体重指数(BMI)来衡量一个人胖或不胖。计算的方法是:BMI= 体重(公斤)除以身高(米)的平方($BMI=kg/m^2$)。1998 年,WHO 公布

BMI 在 18.5—24.9 时，属于正常范围，BMI 大于 25 为超重，MBI 大于 30 为肥胖。

然而，这个体重标准是根据欧美白人为基准制定的，对亚洲人不一定适用。

二、亚洲肥胖标准。

亚洲人体型偏小，用 BMI18.5—24.9 的世界"正常范围"体重标准来衡量，就不适宜。比如：日本人当 BMI 为 24.9 时，高血压危险已经增加 3 倍；在美国的日本人，BMI 大于 23 时心血管病危险就开始明显增加。

那么，亚洲人的肥胖标准应该是多少？专家们认为，BMI 在 18.5—22.9 时为正常水平，BMI 大于 23 为超重，BMI 大于 30 为肥胖，这样，亚洲人的正常体重指数上限比欧美人要低 2 个指数，其差别不谓不大。

三、中国肥胖标准。

我国专家认为，中国人虽属亚洲人种，但体重指数的正常范围上限却应比亚洲标准低些，在具体运用体重指数判断胖与不胖时应区别对待。因为我国人的肥胖有两大特点：体型小，指数小，肚皮大，危害大。

一项针对中国人的调查表明，BMI 大于 22.6 的中国人，其平均血压、血糖、甘油三酯水平都较 BMI 小于 22.6 的人高，而有益于人体的高密度脂蛋白胆固醇水平却低。因此，专家们认为，我国人正常体重指数上限不应大于 22.6。

有专家建议，中国人体重指数的最佳值应该是 20—22，BMI 大于 22.6 为超重，BMI 大于 30 为肥胖。

> 另外,在判断胖与不胖和危害大小时,不仅要重视体重指数的高低,更要测量腰围的粗细,因为中国人有自己特有的胖法。有一种肥胖的评估技术测量腰臀的比例,叫做 WHR。这一比例较易获得。首先,使身体处于站立时的自然放松状态,测量此时肚脐以上至胃部之间的腰围大小,然后测量臀部最大值,两者的比值即为 WHR。女性 WHR 大于 0.8,男性 WHR 大于 0.95 时,视为偏高。

六、健康源于运动

森林里有狼有鹿。人们为了保护鹿,把狼猎杀了。哪知道几年以后,因为没有狼,鹿吃饱饭就躺在草地上休息晒太阳,结果鹿变成了肥鹿,脂肪肝、冠心病、高血压接踵而至。鹿自身的疾病越来越多,死得越来越早,结果鹿群越来越小,眼看就要绝种了。

谁能给鹿治病呢?想来想去,最好的办法是把狼请回来。大自然就是这样:生命在于运动,健康源于运动。

生命在于运动,健康源于运动。动物界的很多现象给人启示:科学家发现野生的动物寿命比较长,例如野生大象可活 200 岁,而驯养后的大象活不到 80 岁;野兔寿命是家兔寿命的 3.8 倍;野狗的寿命比家狗长 2.1 倍。究其长寿的原因,就是不断地运动。

1992 年,世界卫生组织(WHO)把适量运动与合理膳食、戒烟限酒、心理平衡一起,称为健康的"四大基石"。

1994 年,WHO 和国际运动医学联合会(FIMS)在德国科隆联合召开了"健康促进与身体活动"（Health Promotion and Physical Activity）国际会议，建立了"体育为健康"（Move for Health）联合委员会。大会敦促各国必须采取行动，创造一个使公民形成和保持体育生活方式的社会和体育环境。

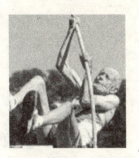

老年运动会上的撑杆跳高运动员

为此，我国政府提出了"全民健身计划"（National Fitness Program），强调身体运动的重要性，把体育运动作为健康促进的主要手段和方式。

事实证明，坚持体育锻炼的人，身体更加健康。运动锻炼的人，高血脂、高血压、冠心病、糖尿病、动脉硬化、神经衰弱等病的发生率比不运动的人和从事脑力劳动的人低。对一些疾病，医生的处方之一就是适当地参加体育运动。

运动的级别和类型

运动的级别

运动分三个级别。一种是轻度运动，是为了锻炼身体、增强体质、减少疾病而进行的；一种是功能锻炼，是为了锻炼肌肉，使肌肉发达；另一种是竞技运动，是角逐名次的运动。本章我们说的是以轻度运动为主。

运动的类型

运动的类型从不同的角度分主要有以下几种：

等长运动：等长运动指收缩肌肉来对抗一个无法移动的物体，使肌肉得到强化，比如用力推墙壁。等长运动中没有关节运动，无肢体位移，对于在术后早期的病人非常重要，可防止肌肉萎缩，恢复力量，同时保证伤口愈合。尽管文献报道不同，但大多数意见是进行5秒一次的最大收缩，共2小时，每天3—4次，可以改进肌肉的反应能力，特别是在肌肉萎缩和自主活动能力差时有显效。

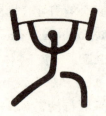

举重

等张运动：等张运动指衡定阻力负荷下的肌肉运动，如举重。完成这种运动有肌肉的短缩和关节的运动。这种运动的定位通常在于功能锻炼，而非仅仅为了增强体质。

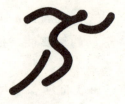

田径

等速运动：等速运动是指在恒定的速度情况下运动，在运动过程中，各个角度都可发生最大收缩。这种锻炼是非生理性的和非特异性的，因此可引起关节超负荷受力，可能对组织愈合不利。另外，训练需要特殊的设备，代价昂贵。

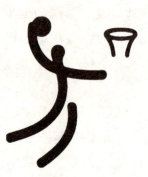

篮球

无氧运动：肌肉在没有持续的氧气补给的情况下所完成的运动就叫无氧运动。高强度、大运动量、短时间内的运动项目一般均为无氧运动，如短跑（100米、200米）、跳高、跳远、举重、俯卧撑等。无氧运动的主要功能是锻炼骨骼、肌肉、关节和韧带，起到强筋健骨的作用，可防治颈

自行车

椎病、椎间盘突出和骨质疏松等病症。但是无氧运动对有心血管系统疾病和心脏病的人不仅没有益处，如果选择不当，运动不得法，反而会造成对身体的伤害。

有氧运动：有氧运动是指那些以增强人体吸入、输送、与使用氧气能力为目的的耐久性运动。低强度、有节奏、长时间的运动，基本上都是有氧运动，比如，走步、慢跑、长距离慢速游泳、骑自行车、跳舞、太极拳等都是有氧运动。有氧运动能够有效地锻炼心、肺等器官，能改善心血管和肺的功能。

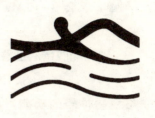

游泳

反常态运动：反常态运动以种种独特奇妙的锻炼方式与过程，来改善、促进和提高人的身心健康水平，它是在人们定势思维中非常态或超常规的运动锻炼形式。在方式和特征上，有的是体现了反序性，如爬行、倒立、倒退行走等；有的是反映出反季性，如冷水浴锻炼、冬泳、雨中散步等；还有的是显露出反习性，如逗腋窝、无规则地"手舞足蹈"等。在锻炼时，往往是将情趣与运动和谐地融合在一起。

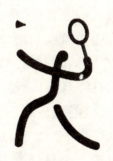

羽毛球

运动：强健身体

预防和改善骨质疏松

骨质疏松是威胁人类健康的一种慢性病，衰老和运动不足被认为是造成骨质丢失而引起骨质疏松症的主要原因。

人到老年，特别是妇女，随年龄的增加，人体内激素逐渐减少，骨质疏松是一个必然的规律。而运动是改善骨代谢、提高骨密度、预防和改善骨质疏松症的重要手段之一。美国运动医学学会（ACSM）提出，负荷训练和抗阻练习有助于提高骨密度。

预防和改善心血管疾病

多数研究表明，经常进行有氧运动，可以改善大脑皮层与植物神经的功能，动脉血管的弹性就会增大，伸缩性强，血液就能被顺畅地送到体内各组织器官，从而降低血压、有利心脏健康，还能降低甘油三酯和低密度脂蛋白胆固醇，提高高密度脂蛋白胆固醇，具有抗动脉粥样硬化的作用，可降低心血管疾病的发病率。2001年，美国医学会发表的研究报告称，妇女每星期步行一小时即可以将心血管疾病的危险性降低至从不步行运动者的一半。

治疗糖尿病

1995年，全球糖尿病的发病率占全球人口的4%。目前世界上公认运动疗法是治疗糖尿病的一项重要措施之一。适当的运动有利于减轻体重，降低血糖、甘油三酯，提高胰岛素的敏感性，改善血糖和脂代谢紊乱，还可减轻病人的压力和紧张性，使病人心情舒畅。美国糖尿病控制与预防中心的研究人员对2 896名年龄在58—59岁，患糖尿病11年以上的受试者进行研究，发现每周步行时间超过两小时以上的受试者与缺少锻炼的对照组相比，其死亡率下降了39%。而死亡率最低的是每周坚持步行超过四小时以上的受试者。

强化心肺功能

呼吸是人生存的首要条件，没有氧气人是不能生存的。正常男子的肺活量为3 500—4 000毫升，女子的肺活量为

3 000—3 500 毫升，而运动员肺活量可达 5 000 毫升以上。坚持科学的运动锻炼，对人们的呼吸、循环机能的改进提高较明显，直接的影响是使人们体力充沛。

延缓衰老

一方面，运动可以促进皮肤血液循环，增强了结缔组织的新生能力，延缓皱纹的形成，推迟了容颜的衰老。更重要的是，运动可以减缓身体的机能衰退速度。Blair 等人在 1970—1989 年期间对美国 9 777 名男性（20—82 岁）进行含有有氧性体力能力的跟踪调查，讨论体力与死亡率（生存率）的关系，得出的结论是：适当的运动在任何年龄阶段都是有效的，对延缓衰老、增进健康、延长寿命具有可能性。

帮助康复

运动对脑梗死、腹腔手术、肩周炎等疾病患者具有康复的作用。疾病患者可以通过运动刺激呆滞的神经，激活僵死的细胞，打通流动不畅的血脉，增进食欲，增加营养，从而加速康复。

增强抵抗力

经常锻炼可以使血液中的白细胞、红细胞和血红蛋白增加。红细胞和血红蛋白增加可以提高体内供氧水平与代谢能力。白细胞具有吞噬细菌和异物的作用，所以经常锻炼可以增加人体对疾病的抵抗能力。

改善更年期质量

研究表明，运动能有效地促进雌雄激素的分泌，增加激素的利用率，减轻更年期整个生理、心理负担，消除紧张情绪，调节体温，减少潮热感和出汗症状的发生，使肾上腺、性腺更健康，性欲保持时间更长，生殖器官更可保持弹性和滑润。

运动：健心良方

促进智力发展

运动是一种积极、主动的活动过程，在此过程中，练习者必须调整好自己的注意力，有目的地知觉、记忆、思维和想象。因此，经常参加健身活动能改善人体中枢神经系统，提高大脑皮层的兴奋和抑制的协调作用，使神经系统的兴奋和抑制的交替转换过程得到加强，从而改善大脑皮层神经系统的均衡性和准确性，促进人体感知能力的发展，使得大脑思维灵活性、协调性、反应速度等得以改善和提高。经常参加健身活动还能使人在空间和运动感知能力等方面得以发展，使本体感觉、重力觉和触觉更为准确，从而提高脑细胞的耐受能力。

增强自信心

研究表明，运动可改善人的自我概念，带来流畅的情绪体验，并能培养人们的主体意识和活泼愉快、积极向上的精神。参加体育锻炼的内容和形式绝大多数是根据自身的兴趣、能力和条件等选择的，因此人们一般能够很好地胜任体育锻炼的内容，这有助于增强个体的自信心和自尊心。国内的一些研究表明，经常参加健身活动的学生比不经常参加运动的学生有更强的自信。

治疗心理疾病

当代心理学研究表明，焦虑和紧张的心理状态会随着身体运动的加强而逐步降低其强度，激烈的情绪往往在体能的消耗中逐渐减弱，最后会平静下来。这是因为，压力使能量抑制在体内，造成紧张和其他有害的影响，而运动有助于释放这种被抑制的能量，有助于头脑想其他事情而忘掉郁积的失意和压抑。

根据 Ryan（1983）的研究，在被调查的 1 750 名心理医生中，有 60%认为应将运动作为一个治疗手段来消除焦虑症；80%的人则认为，健身活动是治疗抑郁症的有效手段之一。

Bosscher（1993）曾就两种运动方式对于医治严重抑郁症住院患者的疗效进行调查。一种活动方式是散步或慢跑，另一种是将踢足球、打排球及练体操等运动结合的放松练习。调查结果显示，慢跑组患者报告在抑郁感觉和身体症状方面明显地减轻，并报告自尊感增强，身体状态明显好转。相反，混合组患者未报告有任何生理或心理的变化。可见慢跑或散步等有氧运动更有利于心理健康。

减轻应激反应

运动能减轻应激反应，这是因为运动可以降低肾上腺素感受体的数目和敏感性；再者，经常进行运动可以降低心率和血压，从而减轻特定的应激源对生理的影响。

Long（1993）要求一些高应激反应的成年人参加散步或慢跑训练，或接受预防应激训练。结果发现，接受其中任一种训练方法的被试者都比未接受任何方法训练的被试者处理应激的能力强。

促进人际关系

运动可以使人们产生亲近感受，解除戒心。在身体活动中，彼此不必用语言做媒介即可互相交往，产生亲近感，从而促进人际关系。通过群体的体育活动，促进人与人之间的接触和社会交往，满足人们的社会需要，从而实现对人的生物功

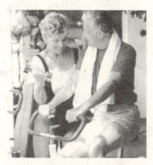

运动有助于促进人际关系

能与社会功能的调控。

此外，运动还有消除疲劳、帮助睡眠、保持良好心境、培养坚韧的意志等作用。

运动的风险

任何事情都有其两面性，运动也一样。我们在谈到运动的好处时，不能回避某些与运动相关的潜在风险。

运动成瘾

运动能使人上瘾。运动成瘾是对有规则锻炼生活方式的一种心理生理依赖。它有积极和消极之分。从归因的角度进行分析，前者能控制锻炼行为，而后者反受锻炼行为的控制。消极运动成瘾发展的极端是对运动的依赖性——运动者对运动本身产生了类似于对酒精、药物的精神依赖并难以摆脱。有的运动成瘾者一旦停止锻炼24小时以上就会出现戒断症状，包括焦虑、易怒、肌肉痉挛、全身发胀和神经质。

运动成瘾的主要表现有：运动形式单一，每天身体活动有固定的时间表；锻炼者为了保证运动，渐渐把锻炼放在了优先于其他事务的突出地位；锻炼者逐渐对大运动量承受能力的增加，更加导致反复运动的循环；有规律的运动一旦停止，则出现心境状态紊乱的信号，而一旦恢复运动，紊乱现象减轻或消失；锻炼者觉得自己非运动不可。

那些错过一次身体练习时机就会体验到消极情绪的人、或在身体疼痛和受伤的情况下也坚持锻炼的人可以被定义为运动成瘾。不过，目前学术界并不将此种现象视为变态现象。

运动伤害

在运动中受伤是常见的情形。运动给人体造成的损伤主要为慢性积累性的损伤,其中,对肌肉和骨骼损伤,如肌肉拉伤、关节损伤等最为多见。Pate 和 Macera(1994)回顾了运动和肌肉骨骼受伤的文献,发现有 35%到 65%的跑步者在过去几年中受过伤,且每周运动的人更可能持续受伤。损伤的危险性随着运动强度、频度、时间的增加而加大。

此外,运动时血压上升,可增加玻璃体视网膜出血的可能性,因此在运动中若出现胸闷、胸痛、视力模糊等症状,应立即停止并及时处理。

再者,大强度的剧烈运动和过度训练会增加机体对疾病的易感性。Niema 等(1994)提出运动的强度和数量与上呼吸道感染之间的关系呈"J"形曲线。比如,击剑、拳击等短时剧烈运动可使人的免疫功能暂时下降,当重复一次力竭运动时,免疫功能暂时下降也重复出现,且要持续数小时或几天才能恢复。

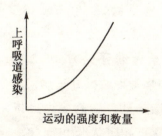

还有研究表明,过度的运动会影响睡眠的质量和食欲。

运动致死

据运动医学专家研究表明,从事激烈的、长时间的运动(如马拉松)时,身体会分泌一种类似鸦片、有麻醉作用的物质,称为因多芬。它可使人在运动中感觉不到痛苦,尤其会失去心脏病发作的前奏感——胸部剧痛。加之剧烈运动使心跳加快,血压升高,使运动中心脏病发作的危险性大大增加。比如历史上第一个从马拉松镇跑到雅典的士兵菲迪皮得,当他刚传达了胜利消息后就倒地死去。前苏联长跑世界著名冠军库慈也是死于心脏病。

但是,很多研究也在为运动辩解。Thompson(1982)回顾许多在运动中猝死的研究,发现他们大部分死于动脉粥状硬化的心血管疾病,或者有疾病的家族史。Mittleman 等(1993)访谈了一千两百多位最近患心肌梗死的患者,发现仅有 4.4%的患者报告他们在心脏病发前一小时进行剧烈运动。研究还发现,有运动史的人,一周运动少于一次的人比一周运动五次或以上的人有更多的可能性(将近 40 倍)在运动中心脏病发作。还有一项研究表明,那些不运动或静坐的人与参加体力活动的人相比,患癌症和心血管疾病的危险因素大两倍。

由此可见,运动并不那么可怕。关键是要进行有规律的、适量的运动,并且最好是在专业指导和监督下运动。

合理运动:给运动开处方

生活中,我们常常把医生开给病人的药方叫做"处方"。而这里提到的"运动处方"的概念是指用处方的形式,根据参加运动者的身心健康状况和特点,通过身体检查,规定其运动项目、运动方法、运动强度、运动时间、运动次数及运动过程中的注意事项。它是指导人们有目的、有计划、科学地锻炼的一种方式,是以保障健身运动的实效性和安全性为前提的。如何制定运动处方,科学指导健身,达到防病健身的目的,已成为全社会关注的问题。

除竞技训练运动处方外，临床治疗和预防保健运动处方的核心是有氧运动（指中等强度以有氧代谢为主的运动），它以增强全身耐力及心肺功能为主，如步行、慢跑、游泳、滑冰、登山、太极拳、自行车等户外运动，跑步机、功率自行车、组合健身器、健美操、乒乓球、羽毛球等健身室内的运动。具体选择何种运动方式，应根据运动者的心理、生理、兴趣、爱好等因素而定。美国南加利福尼亚大学医学院赫伯特博士曾做过这样的实验：将患有神经过敏性紧张、失眠的30位老年人，分为三组：甲组服用400毫克氨基甲酸酯镇静药。乙组不服药，但愉快地参加运动。丙组不服药，但被迫参加一些不喜欢的运动。结果表明乙组的效果最好，而丙组的效果最差，表明愉快的运动有利于心理健康，反之则有害无益。

运动强度是运动处方的主要内容之一。那么，怎样的运动强度是适宜的呢？运动强度一般用心率来表示，有多种计算方法。第一种计算方法是用170减去年龄，所得的数值如果约等于运动后的心率，则表示运动强度比较适宜。第二种计算方法是用运动后的最高心率减去安静时的心率，所得数不超过60次/分，则表示运动强度适当。

运动医学理论认为，运动效应是运动时间与运动强度的乘积。如运动时间较长，运动强度适当减小，反之运动时间短，强度可稍大一些。治疗师应当根据个体运动能力水平、体质健康程度，对运动时间和强度进行合理调整，一般每次运动时间不要超过60分钟。此外，对于老年人来说，不宜在早上参加运动，每天锻炼时间最好选择在傍晚，以晚饭后过45分钟后开始锻炼为宜。同时，运动时还需要注意天气情况，如遇大雾天气，要停止户外锻炼。

运动频度应根据运动强度、运动时间、个体需求、个人爱好及身体状况而定，最好每天坚持运动，有节律有计划地进行。如果不能坚持天天锻炼，但又想保持锻炼效果，要保持每周至少运动两次以上。研究表明不锻炼的肌肉很快失去力量，因此，在48—72小时内必须再次使用肌肉以重建良好的体能。

运动处方确立的步骤一般分为了解锻炼者的基本情况、健康诊断、运动负荷测定、体力测定、制定运动处方、实施锻炼方案六个步骤。在实施锻炼阶段要注意循序渐进。并且，锻炼一个阶段后，应再次进行健康检查、运动负荷测定和体力测定，这样一方面可以评价运动处方测定实效和锻炼效果，另一方面可以根据身体的变化，修改和调整新的运动处方，使处方更具有针对性和实效性。

第七章 健康杀手：几种与心理有关的疾病

一、人类健康的"头号杀手"：心血管疾病

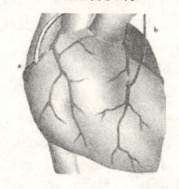

心血管疾病知多少

定义

心血管疾病（cardiovascular disease，CVD）是指心脏及其相邻的大血管如主动脉、肺动脉、腔静脉及肺静脉等的病变，包括心脏病、中风、高血压等。常见的心血管病有先天性和后天性

之分。先天性心血管疾病是心脏和大血管在胎儿期发育异常引起的；后天性心血管疾病则为出生后发生的，如动脉粥样硬化性心脏病、高血压性心脏病、肺心病以及心肌病等。

危害

大量研究发现，心血管疾病已成为世界居民的主要死亡原因，它的发生几乎覆盖所有的经济阶层，包括大批青壮年人口。2003年全球调查结果显示，当年全球因心血管疾病死亡的人数达1 670万人，占全球总死亡人数的29.2%，是危害人类身体健康的"头号杀手"。

在中国，自20世纪90年代后期，心血管疾病也开始成为城乡居民的第一位死因，占总死亡人数的35%左右。也就是说，平均每3个死亡人员中，就有1个人是死于心血管疾病。1998年的统计资料显示，我国每年有260万人死于中风或心肌梗死，也就是说每12秒钟就有一个中国人被心血管疾病夺去生命。

心血管疾病增加了患者失能和残障的机会，使患者不同程度地丧失劳动和生活能力，造成家庭和社会的劳动力损失和经济损失。Klootwijk指出，心血管疾病发生后有2/3以上的病人不能完全康复，曾有冠心病发作史的人群，猝死的发生率是一般人群的4—6倍，心肌梗死发作后，25%的男性和38%的女性将在1年内死亡；冠心病患者中18%的人会复发，7%的男性和6%的女性会发生猝死，22%的男性和46%的女性会发展为心衰而致残。

心血管疾病患者常常伴发抑郁和焦虑症状。由于心血管疾病是长期不良刺激和躯体内因综合造成的慢性病，所以患者在反复多次发病后，会出现各种负性情绪而引发抑郁，研究表明心血管疾病患者中抑郁症患病率约在16%—23%之间，抑郁是患心肌梗死后18个月死亡的一个重要预测因素；焦虑是另一种心血管病患者可能出现的负性情绪，它是因为患者身心方面高度紧张而引发的，表现为胸痛、高血压、类心衰症、心律失常等。资料显示，焦虑是增加心源性猝死的危险因素之一。

由于心血管疾病是一种慢性病，病程长、可致残，因此会给患者的家庭带来巨大的经济负担。此外，由于心血管疾病患病率的增加，使居民对卫生服务的利用增加，再加上疾病构成的变化和高科技医疗技术的应用，导致医疗费用上涨速度过快，超过了国民经济和居民收入的增长速度，从而加大了国家、企业和个人的负担，造成沉重的社会经济负担。据有关人士估计，中国每年因此花费的医疗费及因此造成的劳动力损失至少达2 050万元，比其他任何疾病造成的损失都大。

心血管疾病为何起

心血管疾病的发生和发展与遗传、性别、基因、年龄等不可变的先天因素有关。同时，它也和高血压、血清胆固醇含量、糖尿病或糖耐量下降、左心室肥厚（LVH）、向心性肥胖、吸烟、饮酒、缺乏锻炼、口服避孕药、抑郁、焦虑等可变的生理、行为和心理社会因素密切相关。

先天因素

所谓的先天因素就是指那些无法控制的不可变因素。

遗传因素是一种已经被广泛认可的心血管疾病的先天危险因素。许多研究都不约而同地证明，家族中有心血管病史的人比其他人更易患此疾病。这种遗传倾向并非是一对基因的单纯作用，但遗传似乎对心血管疾病是一个危险因素。

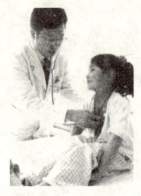

先天性心脏病患儿

性别可能是另一个先天危险因素，研究发现，男性似乎比女性较早发生心血管疾病。Williams（1989）发现荷尔蒙是一种可能的解释，雌性激素能够为心脏血管提供一些保护，而雄性激素有一些损害结果。不过也有人反对这一观点，认为它过于单纯化。此外，性别差异还关系到男女两性对心血管疾病的治疗。许多研究者发现，心脏病住院治疗中的男女两性在诊断的使用及治疗程序上有所不同，女性对侵入性治疗的接受和使用程度要低于男性。比如很多患心绞痛的女性不愿接受心导管或绕道手术。

年龄也是一个已被证实的先天危险因素。年老者比年轻者更容易发病，且危险性、死亡率随年龄的增长而增加。

另外，早发型糖尿病对心血管疾病来说也是一个先天危险因素。患早发型糖尿病的人死于心脏病的几率是血糖代谢正常者的两倍。

生理因素

另一类心血管疾病的危险因素包括高血压、血清胆固醇含量等生理因素。2004年，我国公布的成人营养与健康调查资料显示，我国成人高血压和血脂异常的患病率均为18.8%，即高血压与血脂异常患者均达1.6亿，直接导致以中风和心肌梗死为主要表现的心血管疾病的发病率急剧上升。

高血压在心血管疾病中是一个最重要的危险因素。它对人体的危害严重，有着患病率高、致残率高、合并症死亡率高的特点，可对人体心、脑、肾等重要器官造成危害，增加患心血管疾病的危险。许多研究表明，血压是动脉硬化最好的预测因子。

高血清胆固醇含量是另一个易患心血管疾病的重要生理因素。胆固醇来自于人们的日常饮食，是人类生活所必需的物质，但是胆固醇含量过高却是非常危险的，并可能导致心血管疾病。血胆固醇水平与冠心病死亡率之间呈线性相关，胆固醇水平每增加1%，冠心病死亡率就会增加2%。Stamler等（1986）的研究发现，胆固醇含量与心血管疾病的关系是持续的，当胆固醇含量增加至245 mg/dl（血清胆固醇含量以血清中每分升的胆固醇中有多少毫克表示）以上，心血管疾病的危险比胆固醇含量低于180 mg/dl 的男性增加三到四倍。随着我国生活方式的急剧转变，人们的血胆固醇水平快速增高，心肌梗死患病率和死亡率均急剧升高，而且显著年轻化。北京市流行病学调查的结果表明，1984—1999年，成人血总胆固醇平均水平增加了 4 mg/dl，增幅达24%。

张青春、孔祥勇、杨延金（2004）对1 050例体检受检者进行分析，发现心血管疾病的致病因素，如高血压、高血脂、高血糖在成年人群中的比率较高，并且个体心血管病发病率随危险因素（高血压、高脂血症、高血糖、吸烟和超重）在个体聚集的个数增加而成倍升高，危险因素间有明显的致病协同作用。

行为因素

第三类心血管疾病的危险因素是一些不良的生活方式和行为习惯。

吸烟、酗酒均可使人的血压升高、破坏血管内皮细胞，促进动脉硬化。高盐饮食、高脂肪饮食，尤其是动物脂肪及其内脏、高热量、高糖、低纤维素饮食和缺乏体力活动、缺乏锻炼所引起的肥胖、糖尿病等均可导致和加重心血管疾病。

国内的一些研究发现，在心血管疾病的死因分析中，行为因素和心理社会因素对心血管疾病的作用已经超过了传统的生物因素，成为与死亡相关的首位因素。如王子文等（2002）采用回顾性调查法，对122例已患有CVD的病人嗜盐、吸烟、饮酒、运动、睡眠、便秘等危险因素进行问卷式调查，与无CVD对照组相比较，并比较两组间血压、血糖、血脂的水平，结果发现在CVD诸多的危险因素中，以嗜盐、吸烟、饮酒为代表的不良生活习惯危害最大，甚至超过高血压、高血糖和高血脂，在CVD发病中占有重要地位。并且不良生活习惯还可以刺激和诱发高血压、高血糖以及高血脂的发病。

基于这些发现，近年来，西方社会已经开始逐步减少动物脂肪的摄入、烟草消费量也在逐步减少。但令人担忧的是，我国人口的饮食习惯还继续向着高脂、高糖、高盐的方向发展，而且随着生活节奏的加快以及农村城市化进程，我国以静坐、脑力劳动为主要工作方式的人口仍然在逐步增加。更令人担忧的是，20世纪末期及以后出生的人群，幼年起便接受高脂饮食、长期伏案工作、缺乏适量运动等不良生活方式。若上述情况继续发展下去，在未来数十年内，我国心血管疾病发病率无疑将会继续升高，而且年轻化的趋势将越来越明显，这不仅会极大地增加个人、家庭的不稳定因素，也会对我国国民经济的顺利发展造成巨大隐患，给国家造成巨大的损失。

心理社会因素

随着健康模式从生物医学模式向生物心理社会医学模式

的转变，心理社会因素在疾病发生发展中的作用越来越受到人们的重视。20世纪70年代以来，国外对心理社会因素与心血管疾病发病的关系进行了大量的研究，证实心理社会因素也是促发心血管疾病的危险因子之一。

纽约的Rozansk教授等指出，心血管疾病的发生发展与焦虑、抑郁、人格特征、社会孤立、慢性生活应激等心理社会因素密切相关，并且心理社会因素可通过不良的生活方式和行为习惯（如吸烟、酗酒），持久紧张的高负荷工作（如生活节奏）等引发心血管疾病。

抑郁障碍

在临床工作中，心内科医生们常常发现抑郁障碍和心血管疾病在很多方面相互联系，两者的共患率很高。许多研究证明抑郁障碍是心血管病发病和死亡的确切危险因素。许多学者认为心血管疾病与抑郁障碍间是互为因果的关系。如徐桂娟（2005）的研究发现新诊断的冠状动脉疾病患者，在冠状动脉造影期间，17%患有重性抑郁障碍；而抑郁症患者在诊断后的12个月内发生心肌梗死以及死亡的可能性是非抑郁症患者的2倍。

生活事件

生活事件与心血管疾病之间的关系也是不容忽视的。曾爱琼等（2002）的调查发现，心血管病人的生活事件总刺激量得分远高于正常人，这说明心血管病人在疾病成因中，受到的精神刺激比正常人多。在所有生活事件中，负性事件对心血管疾病的影响更大，负性事件所引起的强迫、抑郁、焦虑等情绪可引起心动过速，血压上升。二战期间，人们因高度精神紧张，心血管疾病发病率大幅上升，由心血管疾病引起的死亡大增。1984年洛杉矶大地震时，许多人并非死于天灾，而是死于因恐惧引发的心性猝死。美国"9·11"恐怖事件，人们因遭受惊吓，由此引发心血管疾病的并发症剧增。这些事实都说明社会环境因素对心血管疾病有相当大的影响。

职业紧张

作为生活应激的重要组成部分，职业紧张与心血管疾病的关系成为近年来职业流行病学研究的重要领域。职业紧张（Job Stress）是指在某种职业条件下，客观要求与个人适应能力之间失衡所带来的生理和心理压力。目前，国内外的大量研究证明，职业紧张有使冠心病、高血压和心肌梗死等心脏疾患发病率和死亡率升高的趋势。一方面，职业紧张可引起神经内分泌系统的变化，导致左室肥大，儿茶酚胺、皮质醇水平增高，心肌电稳定性下降，心率升高，从而使高血压、高血脂、颈动脉硬化、心律失常等的危险大大增加；另一方面，长期处于职业紧张状态可引发一些不利于健康的行为，如吸烟、饮酒、高脂饮食、滥用药物和缺乏体育锻炼等，从而间接地增加心血管疾病发生的危险。

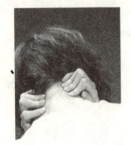

职业紧张可能引发心血管疾病

A型行为（A型性格）

A型行为是导致个体冠心病发病的重要危险因素，是一种具有强烈竞争意识、高度时间紧迫感和敌意倾向的人格类型。A型行为的特征主要为过分的自负、高度竞争性、快节奏、高效率、好争辩、易冲动、固执、急躁、匆匆忙忙、大声说话、富含敌意、好胜心强。也有人把A型行为的特征概括为AIAI反应，即：恼火（Aggravation）、激动（Irritation）、

第七章 健康杀手：几种与心理有关的疾病

发怒（Anger）、不耐烦（Impatience）。

20世纪50年代末60年代初，Friedman等提出了A型行为的概念。他们用85年的时间对3 154名年龄在49—69岁的健康男子进行了前瞻性随访研究。结果表明，在A型行为的人群中，冠心病和心肌梗死的患病率和死亡率明显高于非A型行为的人群；1978年，美国心肺和血液研究所宣布确认A型行为是引起冠心病的独立危险因素，在心血管方面可表现为胸痛、气急、心动过速、猝死。近年来，康纳斯—鹿特丹协作组对3 365人进行了10年随访，结果发现在欧洲具有A型行为的冠心病患者中，发生心绞痛及致命性心脏并发症的几率是具有B型行为（顺从、沉默、抱负少、节奏慢以及缺乏主见等特征）的冠心病人的2倍。国内的调查结果也基本与此一致。

小测试

你是A型行为的人么？
（非专业问卷）

请在你认为最能代表你行为的数字上画圈（5代表介于两者之间，0代表完全符合左边栏目的表述，10代表完全符合右边栏目的表述：

1. 对约会满不在乎　　012345678910　从不迟到
2. 没有竞争意识　　　012345678910　有很强竞争性
3. 认真倾听别人说话　012345678910

　　　　　　　　　在别人讲话时，总想有所表示（点头、打断、替他们将话说完）

4. 从不感到匆忙（即在压力下也如此）　012345678910　总是很匆忙使

5. 能够耐心等待　012345678910　等待时没耐心
6. 漫不经心　012345678910　全力以赴地工作
7. 每次只做一件事　012345678910　试图每次同时做很多事
8. 缓慢的、谨慎　012345678910　语气声调很强地讲话
9. 只考虑自己是否满意　012345678910　希望自己努力的结果能得到别人的认可
10. 做事情很慢　012345678910　动作很快（吃饭、走路）
11. 悠闲轻松　012345678910　紧迫感
12. 将情感表达出来　012345678910　将情感深藏起来
13. 对外在事物感兴趣　012345678910　对外在事物几乎没什么兴趣
14. 对工作感到满意　012345678910　雄心勃勃

测试结果：

把你所选的十四个数字相加，然后再加14，所得的分值就是你的得分。

得分 104—143	极端的 A1 型（10%）
得分 91—103	A2 型（40%）
得分 65—90	B3 型（40%）
得分 10—64	B4 型（10%）

> 如果你是Ａ型行为者，由于你对自己有比别人更高的要求，所以你在成就任务上就得付出更多的努力。虽然你会在工作和学业上比别人取得更好的成绩，但是，Ａ型行为对于你的成功来说可能既是一种资产也是一项债务。
>
> 真正能让Ａ型行为者奋起的条件是竞争，但是你知道吗？只要告诉Ａ型行为者另外一个人正在与他竞争，他的血压和心率就会立即上升，所以，Ａ型行为者比别人更有可能患心血管疾病。当然，我们不能因此放弃竞争心与高要求，因为大量证据表明，Ａ型行为本身并非会引起健康问题，而是Ａ型行为者很可能出现的敌视与愤怒的情绪会让他们处于疾病的威胁之下。如果你是Ａ型行为人，赶紧检查一下自己的心理，及时调整良好的竞争心态吧。

心血管疾病：防治并举

目前，心血管疾病已成为全球最主要的健康问题之一，同时也是世界上最严重的公共卫生问题之一。因此，对心血管疾病要实行公共卫生控制策略，通过改变生活方式、心理行为治疗和药物干预，有效地阻止心血管疾病的发生和发展，从而使心血管疾病的防治策略与措施更加科学有效。

心血管疾病的预防

据世界卫生组织和我国的卫生经济学专家预测，如果我们仍然停留在目前忽视预防，把大量人力、物力和财力集中于心血管疾病下游与终末期的救治上，那么在未来的二三十年间,我国用于疾病晚期的介入与搭桥手术等的花费可能占国民经济总收入的24%—30%!因此,更新理念,转换模式,策略上从下游救治转向上游预防,是我们的当务之急。

2003年11月在美国奥兰多召开的第76届美国心脏协会年会上,美国专家发言提出,CVD防治中,50%应归于改变生活方式(戒烟、限酒、合理饮食和运动、心理平衡),20%归于基因遗传,20%归于环境因素,10%归于病人的治疗。可见,优化我们的生活方式,改变不良行为习惯不仅是我们最可能控制的一项,而且对防止心血管疾病的作用也是最大的。

小知识

预防心血管疾病的行为策略

✓ 合理膳食:应避免经常食用过多的动物性脂肪和含胆固醇较高的食物,如:肥肉,肝、脑、肾、肺等内脏,鱿鱼、猪油、蛋黄、鱼子、奶油及其制品,提倡饮食清淡,多吃蔬菜水果,多食富含维生素C和植物蛋白的食物。40岁以上者尤应预防发胖。

✓ 适当的体力劳动和体育运动:参加一定的体力劳动和体育活动,对预防肥胖、锻炼循环系统的功能和调整血脂代谢均有益处。运动方式可以是个性化的,如散步、慢跑、太极拳、登山等。运动频度每周3—5次,每次30—60分钟。

✓ 合理安排工作和生活:生活要有规律,保持乐观、愉快的情绪，避免过度劳累和情绪激动，注意劳逸结合，保证充分睡眠。

✓ 不吸烟、避免被动吸烟、控制饮酒量、不饮烈性酒。

✓ 积极治疗相关疾病：如高血压、肥胖症、高脂血症、糖尿病和有关的内分泌疾病等。

✓ 保持心理平衡，减轻精神压力：学会控制情绪，遇事不怒，乐观豁达，做到"淡泊明志，宁静致远"。

另外，根据美国最新出台的心血管疾病防治指南的建议，40岁以上的人群应至少每5年进行一次心血管疾病患病危险性的检查，并做到保持正常体重、控制血压（140/90毫米汞柱以下，合并有肾病、心力衰竭或糖尿病的患者应把血压控制更低）、控制低密度脂蛋白（LDL-C）水平（160毫克/分升以下，如有多种危险因素存在，如合并糖尿病则需要控制得更低）等。为预防心脏病发作及中风的发生，新指南还提倡常规服用小剂量阿司匹林。

此外，心血管疾病的预防不能仅着眼于中老年人群，要从儿童和青少年抓起。国内外研究表明，成年人心血管危险因素起始于儿童青少年时期。朱文丽等（2000）调查，目前我国城市儿童有较高的心血管危险因素暴露水平；袁萍等（2001）调查，在校青少年心血管健康知识比较贫乏，不良的生活行为方式普遍存在。研究表明，许多成年期疾病是儿童青少年时期隐患的暴露或疾病的继续。由于成年人的生活习惯和行为方式是在他们成长的过程中逐渐形成的，与其被迫试图改变早已建立起来的习惯，不如早期预防那些有害健康行为的形成。因此，从小培养孩子们逐渐养成健康的生活方式，对于推迟或减少成年期疾病的发生以及提高生命质量具有重要意义。

生物医学的干预

近百年来，人类始终孜孜不倦地探索高血压、心肌梗死、中风等急慢性心血管疾病的发病机制，寻找有效的治疗方法。目前，治疗方法包括传统药物治疗、外科手术、介入治疗等。常用的药物治疗包括使用血栓溶解剂、抗凝血剂、β-肾上腺素能阻滞剂、钙通道阻滞剂、他汀类药物等。介入治疗包括血管内支架植入、搭桥手术、心导管术等。

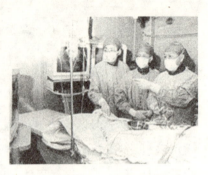

手术治疗：生物医学干预

药物、手术、介入这三种方法因患者病情的差异而各有优劣。将来的发展趋势是建立由心脏内外科共同组成的治疗中心，对患者进行综合治疗，三种方法兼顾。

此外，医院在病人在院期间要保持良好的服务态度、加强饮食指导、密切观察病人的病情、注意药物的不良反应，并且在病人出院后加强出院指导，做好家属及患者的思想工作，以取得他们的配合。

心理疗法干预

多数心血管病属于心身病，而且心理、行为因素在心血管疾病的发病机制中占有重要地位。因此健康心理学家可以通过心理学的干预手段对心血管疾病进行有效的控制和治疗。

行为疗法对心血管疾病具有独特疗效。从广义上说，行为是个体赖以适应环境的一切活动，因此，脏器活动也是一种行为。心绞痛、高血压、心律失常是一种因不适应而产生的病理行为，人们可以通过学习来调整改变这种病理行为，建立新的健康行为并取而代之，从而获得抗心绞痛、降压、抗心律失常的效果。此外，行为疗法也可以减少药物的不良反应和药源性疾病。常用的心血管病行为疗法有行为调整法、行为指导法、行为塑造法、自我训练法、默想松弛法、生物反馈法等。

A型行为或其中的某些元素与心血管疾病的关系在几十年前就已被证实。因此，如果能采取一些方法改变A型行为模式，就可能降低患心血管疾病的危险。Meyer Friedman等（1984）把心脏病发作的患者分为实验组和对照组，实验组接受标准心脏科复健程序并参加针对改变A型行为的团体治疗，而对照组只接受标准心脏科复健程序。经过三年的研究，他们不仅证实了A型行为是可以改变的，而且也证实了经过A型行为的矫正，患者心脏病复发的危险性显著降低。目前，被用于改变A型行为的心理学矫正手段除了团体治疗，最常用的还有认知疗法、行为疗法（如放松训练等）等，这些疗法针对A型行为者敌意、易发怒、匆忙、争强好胜等特质，达到改变其原有不正确的认知形态、提升对他人的信任感、缓解紧张感、帮助其放慢生活和工作节奏的目的。

二、被死神"盯梢"的疾病：癌症

众所周知，新中国的第一位总理——周恩来死于膀胱癌。在他逝世30周年纪念日之际，中央电视台采访了他的保健医生——张佐良，回忆总理在那段时间的情况：

1965年间，周总理的工作很辛苦，他上床睡觉的时间多半在下半夜，他常常在凌晨两三点到卧室，手里还抱着20来公分厚的一摞文件。其实那时候，他就已经有心脏病，刚开始得冠心病，有心绞痛发作。

那段时间，因为外宾比较多，而且很多人都被打倒了，因此总理身边没有帮手，所有的事情都要一个人做。很多人认为总理的病也和心情不舒畅，工作量大、精神压力大有关系。

1972年5月12日，张佐良在为总理做常规尿检查时发现四个红细胞，疑似肿瘤。他前思后量了一整天，决定和邓颖超商量，最后在邓颖超的建议下，向总理提出要查一查。总理同意了张佐良的请求，但却一直没有过问自己的检查结果。总理患膀胱癌的事实在1972年5月18日就已得到了确认，但是他自己是在近一年以后，出现尿血症状时才知道自己已经身患癌症。

在确定了自己的疾病后，周总理照样工作，什么话也没讲，也没说吃不好，睡不着，他认为人总是有生就有死，是自然规律，谁也阻挡不了。他常说：我们在过去几十年里，有那么多同志都牺牲了，我们是幸存下来的，所以也到了这个年纪了，又发生一点意外，没有死的人感到意外，死掉的人没什么意外，该到这个时候了。

1973年，总理在出现尿血症状以后，就立即去玉泉山做了手术。从治病的角度，他应该继续休息，并接受灌注治疗，数量应达到五至六次。但是，总理只在山上住了不到两周，灌注治疗也只做了一两次。

第一次手术之后，总理的工作量一点也没有减少，作息时间也没有调整，反而比以前更忙了。

1974年初，由于总理病情加重，医生建议他进行第三次手术，周恩来没有同意，他在批示中说"此事不予考虑"。而正是这些工作的忙碌，加速了周恩来病情的恶化。

1974年5月30日，周恩来出现了频繁尿血的症状，这一次他不得不离开中南海，住进了305医院。入院后的周恩来已经很明白自己的身体状况，但是当时的形势仍然让他无法停止自己的工作。

1975年10月20日，第五次手术后，周恩来就再也没有从病床上下来，直到1976年1月8日，总理与世长辞。

癌症知多少

癌症（Cancer）是一种细胞的疾病，是人体器官组织的细胞在各种内在和外界的致癌因素长期作用下，逐渐发生持续性异常增生（繁殖）所形成的新的生长物或新生物。

癌症的一项重要特征是它们不像正常细胞一样彼此互相强烈附着。因此它们可能借由血液或淋巴系统散布到身体的其他部位（称为转移，metastasis），并干扰这些部位的正常功能。癌症可以以直接或间接的方式导致人的死亡。比如癌细胞可以扩散到一个人赖以维持生计的器官去，如脑或肺脏，然后通过竞争夺走大部分器官组织存活所需的营养物质而使这一器官衰竭，这是直接的方式。此外，癌症这种疾病本身会使患者变得虚弱，引起大量疼痛反应，引发患者的抑郁情绪等，使患者的生命质量下降，生存时间缩短；且疾病与治疗两者都可能对病人的食欲、抵抗力等造成不良影响，从而引发死亡，这些是癌症致命的间接方式。

癌症的种类繁多，目前为止人们发现的已经超过两百种，大致可以归为癌、肉瘤、淋巴癌和白血病。

癌（carcinomas）：上皮组织（表皮、真皮、皮肤腺体）的癌症。乳腺癌、前列腺癌、结肠癌、肺癌、胰腺癌等都属于癌，人类85%的癌症都属于这一种。

肉瘤（sarcomas）：来源于脂肪、肌肉、骨骼等结缔组织的癌症，如骨癌等。

淋巴癌（lymphomas）：淋巴系统的癌症。如何杰金氏病（Hodgkin's disease）、非何杰金氏淋巴瘤（non-Hodgkin's lymphoma）等。

白血病（leukemia）：一种影响机体造血系统的癌症，由白血球细胞过度增生而引发。

目前，肺癌是全球最主要的癌症，接下来以死亡人数排序依次为胃癌、肝癌及结直肠癌。男性最常发病前三种癌症是肺癌、肝癌和胃癌，女性为乳腺癌、肺癌和肝癌。

癌症已经严重威胁着人们的健康。根据世界卫生组织的报告，2000年全球新发癌症病人1 010万人，死亡620万人，现患癌症病例2 240万。在不少发展中国家，癌症是居民死亡的第一原因，占死亡人数1/5左右。在欧美国家，癌症死亡率仅次于心血管疾病，占第二位。近30年来，我国癌症的发病率和死亡率都呈明显上升的趋势。目前，我国癌症的发病率每年递增2.5%，死亡率每年递增1.8%；农村的上升速度明显高于城市。癌症和心血管疾病已经成为我国成年人的主要死亡原因。随着我国人口老龄化及生态环境、生活方式的改变，预计在未来的二三十年中，我国癌症的发病率和死亡率还将持续上升。

什么让癌症与人类愈走愈近

Doll & Peto（1981）评估美国所有癌症的死因，发现约有2/3和吸烟及不良饮食习惯有关。此外，过度暴露在紫外线下、饮酒、性行为等行为因素，环境污染等环境因素，抑郁、压力等心理社会因素，以及感染、职业暴露、遗传等因素都和癌症有关。

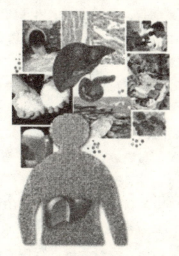

肺癌的几大危险因素：污染、饮食、行为习惯、感染

行为方式

吸烟导致肺癌已经得到公认。肺癌是所有癌症中的"头号杀手"。在我国，肺癌超过癌症总死因的20%，是我国的第一大癌症，五年存活率只有13%。据捷克的一份研究报告（Kubik，1986）称，40—64岁曾严重吸烟的男性，其肺癌发生率比没有吸烟者高50倍。不仅如此，吸烟还可导致

其他部位的癌症，如喉癌、膀胱癌、唇癌、舌癌、口腔癌、食道癌、胃癌、结肠癌、胰腺癌、肾癌、子宫颈癌、乳腺癌、白血病等。控制吸烟可减少大约80%以上的肺癌和30%的总癌死亡，因此，控制吸烟对癌症的预防意义重大，这包括关注吸烟人群以及受二手烟侵扰的两类人群。

除了吸烟以外，饮食行为是与人类癌症关系最密切的因素。不良的饮食习惯、营养不平衡，营养摄入不足或过多，都是引发癌症的重要因素。如高脂肪、高蛋白食物可增加结肠癌、前列腺癌、乳腺癌的发病率；高胆固醇含量的摄取会增加患肺癌的危险性；高盐饮食是产生食道癌的主要原因；大量饮用咖啡，同胰腺癌的发病关系密切；过量食用辛辣食品将促进癌细胞的生长；碘缺乏可引起甲状腺肿大，进而发展为甲状腺肿瘤，还可促进与激素有关的乳腺癌、子宫膜癌及卵巢癌的发生等等。

感染和癌症之间也有着密切的关系。如乙肝病毒（HBV）及丙肝病毒（HCV）与肝癌，人乳头瘤病毒（HPV）与宫颈癌，幽门螺杆菌（HP）与胃癌，EB病毒、B淋巴瘤及鼻咽癌，人T细胞I型病毒和T细胞白血病，HIV和非何杰金氏淋巴瘤，血吸虫和膀胱癌及结肠癌，肝吸虫和胆管肉瘤等。这些病毒可以通过输血、性行为等进行传播，较难控制，因此受到了一些专家学者的关注。传染因子造成发展中国家约25%的癌症死亡和工业化国家6%的癌症死亡。目前可行的办法是通过接种疫苗进行预防。

此外，饮酒、运动等与癌症之间也可能存在关系。但由于目前关于这些方面的研究结果不一，所以难以判断。

小 知 识

预防癌症重在饮食

采用均衡营养饮食 目前认为人体最少需要 42 种必需营养素，才能保证机体处于正常的生理状态。合理的营养是保证健康、预防癌症的首要条件。高脂肪、高蛋白质、低胆固醇、低维生素、缺乏纤维素、维生素及微量元素，都是引起癌症的祸根。

多摄入富含维生素 A、C、E、胡萝卜素的食物 血浆维生素 A 低者患肺癌危险增加 2 倍。胡萝卜素低者患胃癌危险增加 3.5 倍；维生素 C 低者患食道癌、膀胱癌、肾上腺癌的几率明显上升；维生素 E 血中水平低下者唇癌、口腔癌、咽癌、皮肤癌、宫颈癌、消化道、呼吸道、泌尿道等上皮癌均增高。

摄入必要的纤维素 纤维素虽然不能为人类提供营养，但它能使肠道通畅，及时清除粪便及毒素，保护肠道黏膜免受有毒物质，特别是致癌物的侵袭。每天摄入 30 克左右的纤维素，有利于预防大肠癌。蔬菜、水果、芽菜类和全谷类食物为膳食纤维最佳的来源。

多选用自然、新鲜、未加工、不含色素和添加剂的食品 避免被致癌物质如二恶英、黄曲霉毒素、N-亚硝基化合物等污染。

避免长期食用高脂肪、高蛋白食物 高脂肪食物除了对心脏危害外，还可增加诸如结肠癌、前列腺癌及乳腺癌的发病率。食物中饱和脂肪含量在 15% 以上，患肺癌的危险比一般人高出 6 倍。美国研究人员对 690 例肾癌患者与 707 名健康人进行对照调查。表明总蛋白摄入量较高者的患癌危险为最低者的 2 倍。蛋白质摄入量最好限制在 0.8 克—1.6 克/每公斤体重/日为好。

避免高温油炸及炸油反复多次应用 高温油炸及反复多次的炸油中会产生很多有害物质，潜在着致癌因素。

避免腐败变质食物 最好不吃或尽量少吃酸菜、泡菜、陈菜、腌菜、腌鱼、腌肉、腌蛋以及熏制鱼肉、发酵食品。不吃畸形、变色以及质味异常的禽畜水产。严禁食用一切霉变或腐败食品，特别是花生、玉米及其制品，以免致癌物质的侵入。烧得焦糊的食物中的苯并（α）芘（一种强的致癌物质）要比普通食物增加 10—20 倍。

勿饮用过量的酒或咖啡、吸烟 酒精的反复刺激，可引起慢性咽喉炎、食道炎、胃炎以及肝硬化等病变，并在此基础上诱发口腔、咽喉、食道、胃肠、胰腺、肝脏等恶性肿瘤。大量饮用咖啡，同胰腺癌的发病有密切关系。吸烟可引起肺癌等已是众所周知。

常食富含镁、硒、碘、锌、钼、硫、钾、镍、锰、铁等微量元素的食物 微量元素摄入不足，必然使人体的抗癌防线出现薄弱之处而导致癌症。如肠道、前列腺、乳腺、卵巢和肺等器官癌症及白血病，均与膳食低硒水平有显著关系。低钼易导致消化道肿瘤。碘缺乏可引起甲状腺肿大，进而发展为甲状腺肿瘤，还可促进与激素有关的乳腺癌、子宫膜癌及卵巢癌的发生。

饮食不宜过冷过热以及过分辛辣 这些食物长期刺

激口腔、咽喉和食道,久之使这些部位的上皮细胞癌变。

(摘自《家庭医学》2005年9月《预防癌症重在饮食》)

环境因素

气象环境是癌症不可忽视的危险因素。比如,皮肤癌的高发地区在赤道附近,赤道地区过量的紫外线照射,致使皮肤癌患者显著增加。澳大利亚发病率最高的一种癌症就是皮肤癌,它好发于皮肤的暴露部位,这就有力地证明了皮肤癌与气象因素中的日照有关。再如,食道癌多在温带与亚热带过渡地带。据分析,在这样的气候带,一些在碱性环境中活跃的元素(如铝等),会随地表水或地下水流失,从而引起植物体内亚硝酸盐的增加。又由于天气干旱,水土有机质含量低,新鲜蔬菜少,人们大多吃腌菜或干咸菜之类,其亚硝酸盐含量又较高,这些因素都会促使人体的亚硝酸胺增多,大大增加患食道癌的几率。此外,研究还表明气温和气压的高低与肿瘤的发生发展有联系:在偏低气温环境下肿瘤细胞的代谢较缓慢;在低气压情况下,恶性肿瘤也会受到抑制。

环境污染也是一个危险因子。中国科学院的一份关于我国环境与健康的研究报告显示,在癌症、心脑血管疾病、糖尿病等高危病种的发病因素中,因环境污染而患病的占75%;预计到2010年,我国每年因环境污染而患癌症并死亡的人数可增加到200万左右。汽车尾气中含有的一氧化铅、城市废物垃圾燃烧后形成的二恶英(一种致癌物)、工

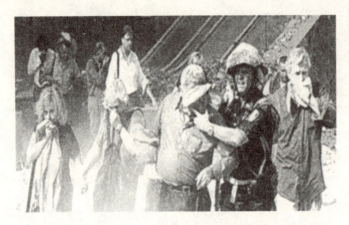

从"9·11"事件以来,已有283名世界贸易中心的救援人员和工人确诊患了癌症,可能是因为苯污染。(摘自新浪网:《300名救援者罹患癌症》,2006年9月1日)

业生产过程中排放的各种致癌物、装修材料中含有的苯等物质,以及一些燃气及核泄漏事故等都是环境污染的罪魁祸首。

此外,食品污染也对癌症产生影响。比如,人们用于保存食品的工业用硝酸盐(作防腐、发色剂)在细菌作用下很快成为亚硝酸盐;食品包装材料,如涂石蜡中的苯并(a)蒽等都是很强的致癌物质;农业广泛使用的化学农药,使环境、农作物受到污染,其中三氧化二砷及其无机砷制剂、一些金属毒物以及未经处理就排放到河内或用于灌溉农田的工业废水都可能致癌。

心理社会因素

大量研究证明癌症的发生与社会心理因素有关,如压力性生活事件、压抑情绪、性格等。这些社会心理因素不但可能引发癌症,还与癌症病人的存活时间、生活质量有着密切的联系。

以目前的观点来看,心理社会因素对肿瘤产生的多重影响可以通过以下三种心理生理学途径实现:
- 消极情绪可对大脑皮层产生直接作用:前苏联学者早就致力于中枢神经系统的变化与恶性肿瘤之间关系的研究。在动物实验中,他们发现用电击或其他创伤性刺激引起实验动物中枢神经系统的过度紧张,可促使"自发性"肿瘤的产生。
- 不良的社会心理因素可引起内分泌功能的失常:许多研究资料表明,不同类型的应激会引起神经内分泌的变化,由此导致激素间和激素与受体间的相互作用失调,从而促使肿瘤细胞的快速生长。
- 不良情绪影响免疫功能:在健康的人体内,虽然正常细胞也存在着发生突变而成为癌细胞的可能,但人体的免疫系统能在这些细胞增殖之前,及时地将它们破坏和消灭。然而如果人们的情绪长期不好,会使免疫功能下降和免疫监控失常,从而对癌细胞的肆虐束手无策。所以,强烈的情绪刺激可导致免疫功能的抑制,这也是促使肿瘤发生的一个重要因素。

对于那些已经患癌症的病人来说,他们会因为疾病而产生各种心理反应和行为表现,诸如焦虑、郁闷、压抑、沮丧、恐惧、愤怒、绝望、否认等负面情绪,萌生绝望感和被抛弃感,引发回避行为、拒绝配合治疗的行为,甚至是自杀行为。据有关资料统计,癌症病人中有心理障碍者达92%以上。这些消极的心理反应和行为反过来又会加重病人的病情、影响治疗和疾病恢复,大大降低病人的生活质量和幸福感。

癌症性格

心血管疾病与 A 型行为有着密切的联系，那么癌症是否也与某种性格特征有关呢？

美国霍普金斯医学院的托马斯教授曾对 1 337 位学生进行了长达 18 年的观察，发现性格内向、性情孤僻、感情抑郁的人，往往长期处于孤独、矛盾、失望、压抑的状态，这种状态会影响人体内环境的平衡，从而破坏免疫系统的监督功能，减弱人体的抵抗力，使人易于罹患癌症。

英国心理学家 Han Eysenck（1988）报告了一个历经 10 年的研究成果，其中指出那些认为亲密的人际关系非常重要，面对压力时会产生无望及无助感，对生活事件的反应理性、非情绪化，且不容易表达强烈的情绪感受（如生气或害怕）的人，有 45% 以上死于癌症，远高于研究中其他几种类型人患癌症的几率。后人同样的研究也证实了这一结果。

此外，还有许多学者用实验证实了那些有无助感、抑制自己的情绪、处于抑郁、孤独状态的人容易罹患癌症。

基于这些研究结果，有人提出了 C 型性格的概念，即癌症性格。

癌症性格的具体表现是：性格内向，表面上逆来顺受、毫无怨言，内心却怨气冲天、痛苦挣扎，有精神创伤史；情绪抑郁，好生闷气，但不爱宣泄；表面上处处牺牲自己来为别人打算，但内心又不情愿；尽量回避各种冲突，不表现负面的情绪（特别是愤怒）；对他人缺乏信任；与人交往有一种不安全感；生活中一件极小的事便可使其焦虑不安，心情总是处于紧张状态；缺乏自信心，对任何事情都感觉没有希望，自觉事事无能为力；害怕竞争、逃避现实，企图以姑息的方法来达到虚假和谐的心理平衡等等。

癌症性格的人给人的印象常常是个人修养、人际关系不错，他们克己、自我牺牲、合作让步、谦逊、有耐心、服从权威、脾气好。但事实上这些只是表面现象，实际上他们的内心世界充满了矛盾却又不敢表露、发泄，不敢面对现实，他们以回避的办法来求得暂时的和谐。

小测试

你是癌症性格么？
（非专业问卷）

怎样辨别自己是不是癌症性格呢？以下问卷可以供您做参考：

1. 当你感到强烈的愤怒时能否把它表达出来？
2. 你是否在任何情况下都尽可能把事做好，没有怨言？
3. 你认为自己是个可爱的人，很好的人吗？
4. 你是不是在很多时候都觉得自己没有价值？你常常感到孤独，被别人排斥和孤立吗？
5. 你是不是正在全力做你想做的事？你满意你的社交关系吗？你能常常发挥你的潜力吗？
6. 如果从现在开始你只能再活半年，你会不会把正在做的事情继续下去？
7. 如果有人说你的病已到晚期，你是否有某种解脱感？

理想的答案是：（1）是（2）否（3）是（4）否（5）是（6）是（7）否

如果你的答案与理想答案有两个以上相反,就说明你具有癌症性格的特性。但你也无须惊慌,你可以通过心理咨询,在医生的指导下改进自己的性格。也可以以此为起点,学习正确对待和应对生活的事件和不良情绪,增强抵御癌症侵袭的能力。

我们可以为癌症患者做些什么

生物医学干预

对于癌症,生物医学干预的手段目前包括手术、化疗、放疗、骨髓移植、免疫治疗等。

手术是其中较常被使用、最易被患者所接受的一种治疗方法。如果癌症是局部化的,手术可能是非常有效的方法;而如果癌症已经扩散,手术可以用于去除较大面积的癌细胞,而剩下的可以有其他方法来去除。

在化疗中,病人接受力量强大的药物,这些药物在病人的全身循环,从而达到杀死那些分裂迅速的细胞的作用。但化疗的一个问题是这些药物不仅杀死那些迅速分裂增生的癌细胞,也杀死那些迅速分裂的正常细胞,如骨髓细胞、头发毛囊等,所以可带来免疫力下降、口溃疡、脱发、恶心、呕吐、内脏器官损坏等副作用。正因如此,对许多病人来说,化疗是非常令人厌恶、难以忍受的。所以,一些病人出现了放弃治疗或逃避治疗的行为,延误了病情,降低了疗效。也有一些病人在几次治疗后,出现吃药前就开始呕吐的情况,甚至一想到治疗就开始呕吐,这就是

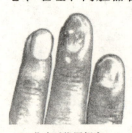

化疗后指甲损害

心理学上的预期性焦虑。Andrykowski（1990）的研究发现，这种预期性焦虑发生在 20%—25%持续接受化学治疗的病人身上。

所谓放疗，就是用高剂量的放射线破坏身体的细胞或使之不能增生。它常和手术以及化疗结合使用，约有一半的癌症患者能够接受放疗。放射治疗是无痛的，但也可能会引起一些副作用，主要视肿瘤的类型、部位、大小、放射剂量等因素而定。接受放疗的病人可能会经历恶心、呕吐、丧失食欲、失去生育能力、骨髓功能降低等痛苦，尤其当放疗的区域大，且集中在腹部时。

骨髓移植的方法主要用于治疗白血病、非何杰金氏淋巴瘤及何杰金氏病。但是，传统的骨髓移植治疗首先要找到人类白细胞抗原（HLA）完全匹配的供者，而 HLA 配型完全相符的概率非常低，即便是同胞兄弟姐妹也仅为 1/4，在非血缘关系人群中寻找相匹配供者，相合几率在千分之一到数万分之一，而且代价也非常昂贵。不过近年来，国际上开展了患者亲属半匹配骨髓移植，80%的患者因此可以及时在父母、子女、同胞、堂表间找到半匹配供者，费用也节省了很多。

另一种较新的治疗方法是免疫治疗，即通过刺激身体免疫系统，选择性地攻击破坏癌细胞。免疫疗法有时单独使用，但大多数情况下是用作主要治疗方法的辅助治疗。目前，得到认可的免疫疗法包括卡介苗（BCG）、细胞因子 α 型干扰素和 2 型白细胞间介素，以及针对淋巴瘤和晚期或转移性乳癌的单克隆抗体。许多其他的免疫疗法还在临床试验中。

这里还需要提到的一点是，30%—50%的癌症病人存在不同程度的疼痛，晚期癌症患者中有80%以上的病人存在疼痛。患者所感受到的疼痛关系到他们对治疗本身的信心，关系到其生存的质量，关系到其对生病的重视程度，关系到他的家人、朋友的感受等等。目前，控制癌症带来的疼痛的方法有多种，其中最常用的是WHO推荐的癌症镇痛三阶梯止痛法，它利用药物止痛。第一阶梯从非阿片类镇痛剂开始，如阿司匹林、强痛定、平痛新、消炎痛等，主要针对轻度疼痛的病人；若不能缓解，在此基础上加用弱阿片类镇痛剂，如可待因、二氢可待因酮、丙氧酚等，主要适用于中度疼痛的病人；若疼痛剧烈，则可使用强阿片类镇痛剂，如杜冷丁、吗啡、盐酸吗啡、盐酸二氢埃托菲、美施康定等。目前国内外治疗晚期癌症疼痛，主张镇痛剂要用得及时、足量，亦可预防性给药，而把成瘾问题放在次要位置，通过镇痛剂的合理应用，让病人摆脱痛苦的煎熬，提高弥留之际的生活质量，平静地度过最后阶段。三阶梯治疗是一种简单、有效的方法，可使90%以上的癌症疼痛患者完全无痛。

心理社会干预

癌症患者在病前或多或少都存在某些心理情绪和行为问题，病后他们更是要面对很多问题，包括忍受病痛、克服治疗引起的副作用、失去工作能力、缺乏收入来源、支付高额医疗费用、应对家人的悲伤情绪等等，他们常常因此产生抑郁、焦虑、恐惧、急躁、悲观失望、多疑、矛盾等负性情绪，甚至会萌生自杀的念头或实施自杀行为。因此，癌症患者的康复可以说是一个系统工程，它需要临床多学科协作和全程跟踪服务。

近二三十年间，关于心理治疗应用于为癌症病人提供心理支持的研究越来越多，结果证明，心理干预作为常规生物治疗的辅助治疗手段，可以有效改善患者的心身状况，和单一专科治疗相比，可以更加有效地改善患者的焦虑、抑郁症状，稳定患者情绪，减轻心理痛苦。

之前我们提到患者在接受放疗和化疗时，可能会产生恶心、呕吐等副作用，从而使患者对治疗产生厌恶情绪，有些患者会产生预期性焦虑，从而影响治疗。而行为疗法中的放松疗法和系统脱敏疗法目前已经被证明对此有效。但是由于经济和人力上的原因，实践操作中不可能找到足够的临床心理学家从事这一工作，而且大多数患者不能支付高额的心理治疗费用。因此，可以考虑对医生和护士进行这方面的培训。

放松疗法和系统脱敏疗法主要是着眼于促进病人对疾病的调适，而团体治疗可以帮助改善病人的生存质量。Spiegel等（1989）对此作了一项研究。他们把一些处于病情缓解中的癌症病人组成一个团体，每周进行一次会面，由治疗者带领进行团队治疗，为期一年。研究结果发现团队会面能给病人提供讨论他们的感受和应对策略的机会，从而帮助病人更好地管理疼痛。接受团队治疗的病人在接下来的十年追踪中，与控制组相比平均多活了近十八个月之久。

一般来说，一名家庭成员的严重疾病将会引起家庭其他成员的高度紧张和焦虑，故患者的家属往往也与病人一样承受着较大的精神压力和痛苦。因此家庭治疗会给病人和他们的家人带来益处，它在帮助家属缓解自身的精神压力、学习如何对患者进行心理上的疏导及生活上的照顾，帮助患者减轻和适应治疗的不良反应和心理恐惧，保证治疗顺利地进行，提高患者和家属的生活质量等方面均起到不可忽视的作用。

此外，研究显示社会支持与癌症患者的生活质量密切相关。在一项研究中，绝大多数患者表示在诊断和治疗过程中需要支持性治疗，特别是出现心理危机或在疾病恶化、出现危象时。目前社会上有许多癌症康复组织，如癌症康复俱乐部，癌症康复学校，以及关心癌症病人的爱心会等。这些组织不仅向癌症患者普及抗癌与防癌知识，组织丰富多彩的文娱活动，而且在这些组织里，癌症病友聚在一起，相互交谈，相互鼓励，交流癌症康复经验，这有助于他们心理和社会功能的完全康复。

几个值得探讨的问题

对于幸存者，是否应当进行随访

英国国家癌症患者生存协会为癌症生存下定义为：癌症患者被确诊后的生存。英国国家癌症研究所关于癌症生存给出最完整的定义：一个人从被确诊为癌症的那一刻起所经历的那段生活。在这个定义中也包括家庭成员、朋友和照顾者对他们的影响。

1985年，Mullan将癌症生存分为3期：

急性期：诊断、积极治疗以及急性并发症的处理。

过渡期：患者的恢复调整期。初期的治疗已经完成，准备开始新的生活。

稳定期：勇敢地面对生活。生存和生活质量是动态的和时刻变化的过程。

但是，这里要提出的一个问题是：即使是那些已经宣告治愈的癌症患者，也随时可能再次出现症状，那么我们是否应该对癌症患者进行随访，给予癌症幸存者监护和支援呢？当患者进入稳定期，把癌症抛到脑后的时候，我们是否应该为检查癌症是否复发而每年去通知他们做 CT 扫描呢？这种做法是否会对患者产生心理负担，而影响其生活质量呢？

抗癌治疗 vs. 姑息治疗

作为临床医疗护理的一种特殊方式，姑息治疗的着眼点主要是控制症状，减轻疼痛，强调对待生命应善始善终。姑息治疗通过缓解症状、积极止痛、营养支持等，辅以精神心理治疗，改善患者的生存质量；通过和家属的合作，使患者能以较舒适、平静的心境和较强的毅力去面对困难，同时也减轻对家庭及社会的困扰。这种治疗对患者来说相对简单，费用也并不昂贵，之前我们提到的 WHO 推荐的癌症镇痛三阶梯止痛法就是一种姑息治疗。

对于根治希望渺茫的晚期癌症患者，是给予积极抗癌治疗以期延长其生命？还是姑息处理，减轻病人的痛苦，提高其生存质量？消除疼痛和其他不适症状比起延长生存时间来说，哪个更有价值呢？什么是最恰当的治疗呢？

对于这个问题可能不同的人有不同的观点。这里提出这个问题的目的是为了再次强调关注癌症患者的生活质量，让姑息治疗也成为针对晚期患者的备选治疗方案之一。

临终关怀和死亡教育

对于一部分癌症患者来说，死亡是他们必须面对的问题。

"虽然人是哭着来到世界，但要他们笑着离开人间。"这是已故的前卫生部部长陈敏章在提到临终关怀时说的一句话。

作为健康心理学家，如何为那些正面临死亡威胁的晚期癌症患者提供心理关怀，提高其生存质量，进行死亡教育，帮助他们正确地认识死亡，从死亡的焦虑中解脱出来，安宁平和地走向人生的尽头，度过人生最后历程，是一个值得探讨和研究的问题。

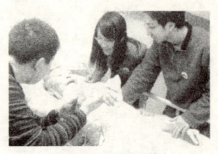
对癌症病人的临终关怀

当然，这里还有几个问题，就是末期病人应该被告知他们将要死去吗？医生在病人的知情权和家属不希望告知病人的要求之间应当如何抉择呢？对于临终病人来说，哪里是面对死亡最合适的地方，医院或是家中？……

延误行为和不遵医行为

众所周知，癌症的治疗效果主要取决于病情发现的早晚、癌细胞的恶性程度及治疗措施的执行。但是许多癌症患者延误了治疗的最佳时机，或者是半途而废，从而失去了治愈的机会。究其原因，主要有以下几方面：

- 缺乏对癌症早期症状含义的了解。
- 不接受自己患癌症的事实，四处算命求医，接受各种非正规治疗，从而延误了治疗的良机。
- 对治疗缺乏信心，认为癌症不可能治愈。
- 对治疗有恐惧心理，惧怕手术出现意外，以及化疗和放疗带来的痛苦。
- 由于经济条件所限，承受不了检查和治疗费用，不能进一步检查确诊或治疗。
- 医务人员误诊，延误了治疗的最佳时机。

关心癌症病人的家属

家庭作为一个整体，某个家庭成员身患癌症，显然会不可避免地对整个家庭系统带来负面影响。传统的治疗往往将更多的精力放在对病人生命的抢救和病情监测上，而忽视对病人家属的关心和帮助。其实，家属作为病人最重要的看护者和社会支持来源，其心理状态直接影响病人的心理及其病情和转归。缺乏家庭支持的病人往往难以适应癌症，支持型的家庭环境可以增强癌症患者的抗病能力。因此，在本节的最后，有必要讨论一下癌症家属的心理和需求。

癌症患者家属是照顾癌症病人的重要成员，在亲人罹患癌症的打击下，身体负担和精神负担都非常重，心理、社会需要也很突出。面对陌生的医疗措施，亲人的痛苦，巨额的治疗费，死神的威胁，很多家属会产生恐惧、紧张、焦虑、抑郁、悲哀、沮丧、厌烦等负性情绪，还有的会出现躯体化症状、睡眠障碍等问题，非常需要专业人员的介入，从而帮助其释放各种压力，宣泄自己的情绪，感受来自他人的理解和支持。尤其对于那些女性家属，以及长期陪护病人的家属，更需要这方面的支持。

另一方面，由于家属在癌症病人治疗决策、护理等方面都起着决定性的作用。因此，对癌症病人家属进行健康教育，关注他们在这方面的需求就显得尤为重要。医院和医生可以通过个别交流指导、组织医护家属交流会、多媒体教育、咨询电话等形式为家属提供更多关于病人病情的信息、帮助家属选择最佳的治疗方法、向家属介绍康复护理的要领，灌输健康观念等。

再者，那些面对丧亲之痛的家属也需要得到特殊的关怀。虽然人们对丧亲之痛的调适是以他们自己的方式来做到的，但是来自家庭和朋友的社会支持，以及支持性团队的帮助可以帮助他们更快地开始和投入到新的生活中去。

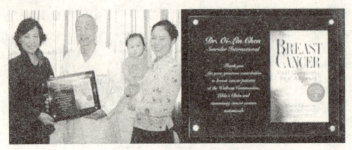

某国际机构捐赠书籍以支持癌症病人及其家属

三、世纪绝症：艾滋病

1999年的夏天，河南省上蔡县的一位医生在当地发现了一个令他坐卧不安的大问题：他的病人患有艾滋病！他立即把情况通报了他的老师——湖北某大学桂教授。桂教授在该县文楼村第一次提取了11个人的血样，有10例检疫呈阳性；第二次提取了140人的血样，有80多例呈阳性……

村里十多个青年相继死去

河南上蔡县共有130多万农业人口，虽然土地不算贫瘠，但却戴着一顶"国家级贫困县"的沉重帽子。该县的文楼村村民正被一种恐惧笼罩着，因为，继该村的一个中年妇女何玲因艾滋病于1999年6月死去后，村里又陆续有十多个青年人相继死去……

何玲的丈夫刘新对记者说："何玲从1997年就开始犯病，当时，我不在家，她打电话对我说，收了花生后，自己煮了一锅在家吃,刚吃完就觉得胸口疼得厉害,于是就到对门的诊所打了一次点滴,这样陆续地维持了几个月。"

1998年,刘新带着何玲看遍了县里大大小小的医院,可都不管用。随后,他们又跑到了郑州、驻马店、漯河等城市里的大医院求诊,但始终没有人搞得清何玲到底患了什么病。

1999年收罢麦子,何玲的病情再一次加重了,而且开始咳嗽,再到医院检查,又被诊断为冠心病,但吃药打针也好不了3天。捱到最后,何玲又开始拉肚子、发喘并伴有持续不退的低烧。这一次,县医院的大夫给她做了血样化验,结果出来后,大夫对刘新说:"吃过药,如果能熬到第4天,就不是艾滋病;如果不能熬过4天则肯定是艾滋病,这是最后的结论了!"

1999年6月的一天,也就是医院的大夫作出最后诊断的第4天,何玲在自家的院子里死去,丈夫刘新相信了最后一个结论——何玲患的是艾滋病。

一千多人在外地卖血留下祸根

何玲死后,短短几个月的时间里,一个人口不到800人的文楼自然村就死了十多个人。到底是什么原因使这些死者染上"怪病"?原来,文楼村是远近闻名的"卖血村",而导致这些死者非正常死亡的都是前些年外出卖血留下来的祸根。

文楼村的卖血风气在90年代初形成了一个狂潮,文楼行政村三千来人口,就有一千多人在外地卖血,这些人年龄大的六十来岁,年龄小的则只有十几岁。为了能把血卖出去,他们不惜给人送礼,甚至一天要重复卖好几次。有一次,村里7个人到驻马店卖血,一连抽了7天,7个人把钱凑到一块儿合伙买了一辆 7000 多元的农用四轮拖拉机。拖拉机买到后，7 个人把拖拉机摆弄了一个多小时，谁也没有力气开动拖拉机，因为他们都脚软手软。

何玲和死去的另外一些人就是这时候出去卖血的，他们的本意是换钱维持生活，却没有想到依靠卖血，贫穷挥之不去，瘟疫却接踵而至！

村支书说：咱们村男的娶不回老婆，女的嫁不出去

现在外村人都猜测文楼村个个都有病，但村里究竟哪些人得了艾滋病或者是艾滋病病毒携带者，却没有人能够给他们一个准确的答案。在记者来之前十多天，河南省卫生厅来了 3 个人，抽取了 160 个人的血样，拿去郑州化验，村里人还不知道化验结果，但村民们对化验的态度却普遍很消极。

"我不想化验，有那病也没法治，自己知道了反而不舒坦。"何玲的丈夫刘新就代表着这种消极的心态。何玲死后，他要带着 3 个孩子在自己家的青砖瓦房里过下去——这是何玲卖血盖起来的。刘新说："我做梦经常梦到一片片血！"他说到这里已经泪流满面了，"我不愿意想过去，也不敢想今后，反正活着就得挺下去。"

压抑的文楼村人不愿提起"艾滋病"3 个字，都用"那病"代替了。他们原本以为那是有钱人得的病，怎么就和他们这些老实巴交的庄稼人联系上了呢？和刘新一样，文楼村许多人拒绝面对这个残酷无情的现实。在他们看来，他们宁愿坐等死亡的到来，也不愿知道自己已经染上了艾滋病。

他们虽然拒绝了过去，却不敢面对将来。

（摘自 2000 年 1 月 21 日《长沙晚报》）

艾滋病知多少

艾滋病（Acquired Immune deficiency Syndrome, AIDS）的全称是后天获得性免疫缺陷综合症，它的确切定义是：由人类免疫缺陷病毒（HIV）感染引起的以 T 细胞免疫功能缺陷为主的一种混合免疫缺陷病。HIV 病毒能生存于人的血液中，并且攻击人体免疫系统，它以人体免疫系统中最重要的 T4 淋巴细胞作为攻击目标，大量吞噬、破坏 T4 淋巴细胞，从而使人体的整个免疫系统遭到破坏。随着人体免疫力的降低，人会越来越频繁地感染上各种致病微生物，最

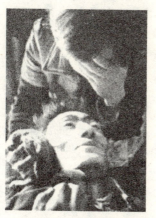

艾滋病人及其家属

终因丧失对各种疾病的抵抗能力而死亡。当 HIV 侵入大脑后，可进一步损坏脑细胞，造成情绪和认知等方面的功能障碍，如麻痹性痴呆神经症等。

目前已发现的艾滋病毒有 HIV1 和 HIV2 两种。世界各地的艾滋病主要是由 HIV1 所引起的，而 HIV2 主要在西非洲呈地方性流行。

HIV 的感染历程包括急性 HIV 感染期、慢性无症状期和艾滋病期三个阶段。

急性感染期是一个短暂的过程，约 40%—90% 的患者在感染病毒后 2—4 周内出现症状，如发烧、喉咙溃疡、皮疹、头痛等，同时伴有病毒量迅速升高、血 CD4+T 淋巴细胞数的下降和血 CD4+T 淋巴细胞数的大量增加。急性感染期的病期为几天到 10 周以上，但一般不超过 14 天。由于其临床表现与急性单核细胞增多症及许多其他急性发热性疾

病极为相似,因此早期诊断比较困难,往往被误认为是其他疾病,而没有引起重视。

急性 HIV 感染后,伴随的是一个漫长的慢性无症状期。不过患者虽然在临床上没有任何症状,但血清中能检出 HIV 以及 HIV 结构蛋白引起的抗体,且仍带有 HIV 病毒,并具有传染性。无症状期的传染几率为 1/1 000,无症状期即将结束、终末期即将到来的一段,传染率为 1/100—1/200。在这一阶段,由于患者没有意识到自己的疾病,且病毒的潜伏期限很长,所以患者很可能在不知不觉中把 HIV 病毒感染给了其他人。

艾滋病期为 HIV 感染的终末期。如果不作抗逆转录病毒治疗,这一期病人在 2—3 年内就会死亡。在这一阶段,病人会出现一些典型的症状,包括淋巴结肿大、发烧、疲惫、夜汗、失去食欲、体重减轻、持续性腹泻、口腔有白色斑点、疼痛的皮肤疹等,被称为 AIDS 的相关症候群(AIDS-related complex,ARC)。这一阶段的最后,病患血液中的 CD4+T 淋巴球细胞迅速下降,免疫系统开始失去防御,直至死亡。到目前为止,没有个体曾经复原。大多数(60%—70%)HIV 感染者,若无治疗,从感染到发展为 AIDS 的平均时期是 10—11 年,这些 HIV 感染者被称为典型进展者;

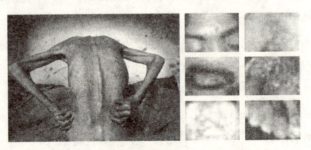

艾滋病的分期症状(摘自中国艾滋病检测网)

一些患者（约 10%—20%）进展迅速，在感染的 5 年内发展为 AIDS，被称为快速进展者；另外有 5%—15%的 HIV 感染者 15 年以上仍不发展为 AIDS，被称为缓慢进展者；缓慢进展者包括 HIV 感染另一亚群，即所谓长期无进展者，大约 1%HIV 感染者属这一范围。

艾滋病在发达国家主要集中在大城市。在发展中国家则集中在农村及边远地区。艾滋病可发生于任何职业、任何年龄的人群，其中同性恋男子、静脉注射毒品者、血友病患者、接受输血或血制品者、艾滋病人与高危人群的性配偶、妓女、男性囚犯都属于艾滋病的高危人群。

自从 1981 年美国发现了世界上首例艾滋病病例至 2005 年，全球因这一"世纪绝症"而死亡的人数已达 2 500 万。联合国《2004 年度全球艾滋病报告》显示，全球艾滋病在迅速发展蔓延。全世界的艾滋病感染人数 2004 年突破 3 900 万人，其中只有 40 万人能得到充分的治疗，约 75%的患者生活在发展中国家。全球仅 2004 年在治疗艾滋病方面的花费达 60 亿美元，预计还会逐年迅速增高。艾滋病的蔓延已成为跨国家和地区的国际性问题，它不仅使个体的生命面临威胁，也带来严重的社会问题，关系到全球经济的健康发展和国际安全及稳定。

2004 年 11 月 30 日，中国国务院防治艾滋病工作委员会办公室和联合国艾滋病中国专题组联合发布的《2004 年中国艾滋病防治联合评估报告》显示，截至 2004 年 9 月底，中国累计报告艾滋病病毒感染者 89 067 例。估计中国现存艾滋病病毒感染者的人数为 84 万，艾滋病人 8 万，分布在全国各省、自治区、直辖市，遍布社会各阶层。报告指出，我国艾滋病正由高危人群向一般人群传播，进入快速增长期。联合国艾滋病专家对中国艾滋病现状进行了评估,报告书以《艾滋病:中国泰坦尼克》为名,认为如果中国政府不采取强有力的措施,中国在2010年艾滋病毒感染者将达到1 000万人。

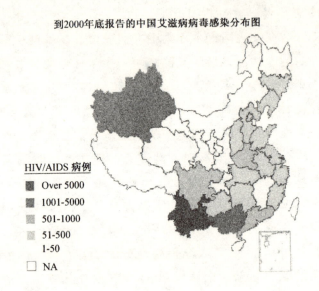

到2000年底报告的中国艾滋病病毒感染分布图

艾滋病毒从而何来

迄今所知,人类是艾滋病唯一的传染源。传播上起主要作用的是血液、血清、精液和宫颈分泌液。

艾滋病病毒的感染途径主要有以下几种:

同性性传播

性接触传播是艾滋病的主要传播途径。男性与男性性接触方式是世界上引起HIV感染的主要因素之一。在同性恋和双性恋男性中,没有保护的肛交是一种特别危险的行为,尤其对接受的一方而言。在肛交时,由于肛门细胞黏膜为单层细胞,较阴道的黏膜薄,常常会造成直肠黏膜充血和轻

第七章 健康杀手：几种与心理有关的疾病

度损伤。于是，精液中带有 HIV 的淋巴细胞通过破坏的黏膜进入血循环或淋巴系统，把 HIV 传染给性伙伴。此外，没有保护的口交也是一个危险的行为，因为 HIV 可以透过口腔内任何一个微小的伤口进入体内。

异性性传播

异性性接触是非洲艾滋病的主要传播方式。目前，通过这种方式感染艾滋病的病例已在全世界呈现快速的发展趋势。研究表明，最常见的接触形式为与药物使用者性交、为换取药物或金钱而进行的商业性性接触等。

在与带 HIV 的异性性交时，女性患艾滋病的危险性比男性要大得多。一位妇女每日同一位带 HIV 的男性发生一次性关系，平均 12 个月的时间，她的血清反应就变成阳性。而男性在同样条件下可抵抗 33 个月之久。当然，众所周知，无论对同性恋还是异性恋者而言，常规地使用保险套的伴侣比不使用的伴侣安全。这也使女性处于更多的危险中，因为它的使用与否依赖于男性在性交中是否理解和合作。

注射剂使用

注射药物使用者共用没有消毒的针头，是艾滋病的另一高危行为，这一行为导致带有病毒的血液由一个人直接传递给另一个人。而且滥用麻醉药品可降低机体抵抗力，使这类人群更易感染 HIV 病毒。

令人惊讶的是，大多数静脉注射毒品者知道这一习惯会置他们于感染 HIV 的危险中，却仍然持续地使用药物注射，并与他人共用未经消毒的针头。Loxley 和 Hawks（1994）的研究表明，危险药物注射习惯与危险性行为似乎与特殊情境相关，而不是由于个体对于后果知识的缺乏。

母婴传播

女性艾滋病患者中 79% 为 13—39 岁的育龄期患者。80% 的艾滋病患儿出生自感染 HIV 的母亲。血清阳性的母亲所生子女中有 30%—60% 受感染。血清阳性的孕妇在分娩前出现 ARC，其子女的发病率比无症状母亲所生的高 9.4 倍。母婴传播途径有：子宫内经胎盘传播，分娩过程中污染的血液或其他体液输入、摄入传播等。

感染了 HIV 病毒的孩子会遭受不同的发展性问题，如智力与学习能力受损、心理动作失能、情绪问题、行为困难等。

输血传播

输血后发生艾滋病在世界感染艾滋病人口中属于极少数，但在中国却占一定的比例。他们之中有些是通过输血而感染 HIV，尤其是血友病患者，还有一些是献血者由于使用没有消毒的针头而感染。在山西的一个贫困县，调研组对一个存在较严重卖血现象的村子进行取样检测，结果是这个约有 1 000 人的村子里，适龄人员中从事有偿供血的人占总人数的 50%，其中 17% 已确认感染了艾滋病毒。

其他 AIDS 传播的途径还有器官移植（如骨髓移植和肾移植）、人工授精等，但他们不是 AIDS 主要的传播途径。

小知识

家庭生活接触和昆虫会传播艾滋病毒么？

除性生活以外，目前尚无证据显示与感染者发生家庭和日常工作接触会导致感染 AIDS。美国调查 18 000 名艾滋病人的家庭成员，其中除性伴侣外，无一人被感染。艾滋病不会经马桶圈、电话机、餐饮具、卧具、游泳池或公共浴室等公共设施传播,也不会经咳嗽、打喷嚏等途径传播。因此,日常生活接触,包括握手、拥抱、共同进餐、共用工具、办公用具等等都不会引起感染。

还有一些人担心,即使自己远离艾滋病人、远离艾滋病的高危人群和危险行为,也可能遭"飞天横祸",例如经蚊子等昆虫感染。大量证据显示,这是不可能发生的。的确,有人在从非洲捕到的昆虫体内(如蝇、蟑螂、蚊子)发现HIV,但事实上,至今还无一人因由此而感染。一项研究表明,蚊子吸了艾滋病人的血液后,HIV可在胃中存活3—4天之久。但病毒只在蚊子的胃里,没有在其血液或唾液中,因而在叮咬他人时不会将其胃中的病毒排入被叮咬者的体内。而蚊子嘴上可能残留的含HIV的血液量也不足以引起传染。此外,因为蚊子嘴上残留血量仅有 0.00004 ml。按此计算,人要被带HIV病毒的蚊子叮咬 2 800 次,才可能引起传染!

恐惧、羞耻与孤独并存:艾滋病的心理社会影响

由于艾滋病常常与同性恋、卖淫、嫖娼、滥交、药物滥用等问题有关,所以没有一种疾病的患者比艾滋病患者更声名狼藉。也正因为如此,艾滋病人除了要承受病痛和对死亡的恐惧外,还承受着巨大的社会心理压力。

艾滋病患者都会觉得这种病对自己来说是一个污点。一方面,他们在生理上遭受着痛苦、一天天衰弱、形象也一天

不如一天；另一方面，他们担心被他人歧视、拒绝、唾弃、疏远、议论，因此常常会产生绝望、抑郁、焦虑、羞愧、内疚等心理。他们中有些人变得隐匿和退缩，切断自己与他人的联系，离群索居，还有些人选择结束自己的生命。在艾滋病患者中，有很高的自杀率。因此，在艾滋病的进展中，患者非常需要社会支持。

对某些家庭而言，在得知艾滋病诊断的同时，他们也第一次了解到自己的孩子或配偶是男同性恋者、双性恋者、药物滥用者，或曾经有过卖淫、嫖娼的行为。他们会感到极大的震惊和愤怒，而且会陷入害怕自己也已经被传染的恐惧中。

此外，由于对疾病的恐惧、艾滋病的社会意识形态化、公众对艾滋病认知程度的不足，社会环境和社区环境中普遍存在对艾滋病病毒感染者和家属的歧视。美国旧金山有一位年轻人被诊断为艾滋病后，诚实地告知室友他的情况。不料不久以后，他回到家时发现门锁已经被换掉。他敲门，也没人回应。几天之后，他发现自己房间里的东西——衣服、床单、牙膏、书、窗帘、地毯甚至壁纸都统统被丢了出来。艾滋病人被革职、患艾滋病的学生被退学或不允许上学、病人被家人逐出家门、医护人员拒绝治疗和护理艾滋病患者等事件也屡见不鲜。不少艾滋病人家属还因此遭到亲朋好友的拒绝和疏远，影响了家庭正常的社会交往，有时甚至家属的教育和就业也会受到影响。

不过可喜的是，这些情况随着对艾滋病的正确宣传和人们对艾滋病的正确认识，已经有所好转。

尽力而为：艾滋病的防治

生物医学干预

艾滋病治疗在医药、医学界人士的努力奋斗下，已有了很大进展。就治疗方法来看，由以前单一的化学药物治疗发展到了如今的多向治疗，如化学药物的联合应用、中西药联合治疗、基因工程治疗。然而，由于 HIV 的高度遗传变异特性，使得抗 HIV 药物还不能达到治愈病人的程度。

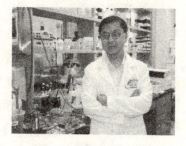

何大一：鸡尾酒疗法发明者

在治疗药物方面，主要有三类。第一类是 RT 抑制剂。包括齐多夫（Zidovudine，即 AZT 或 ZDV）、地丹诺辛（Didanosine，即 DDI）、扎西他滨（Zalcitabine，即 DDC）等，这些药物能抑制 HIV 逆转录酶，减少病毒繁殖，使体内 HIV 数量下降。第二类是蛋白酶抑制剂，目前投放于临床的药物有利托那韦（ritonavir,RTV）、沙奎那韦（saguinavir, SGC）和英地拉希（indinavir,IDV）。这类药物能阻止病毒颗粒成熟，从而达到抗 HIV 作用。第三类是中药制剂，如香菇多糖、丹参、黄芪和甘草甜素等，用于提高人体免疫力，抑制 HIV,这类药物较前两类在价格上更能为患者所接受。

在艾滋病治疗方面，鸡尾酒疗法可谓是非常有名的。它是由美裔华人科学家何大一发明的，该疗法把蛋白酶抑制剂与多种抗病毒的药物混合使用，从而使艾滋病得到有效的控制。但现在经过研究发现其疗效并不如所预料的那样明显，且费用昂贵。

目前，科学家们正在全力进行用基因疗法预防和治疗艾滋病的研究。基因疗法是将抗病毒基因导入病人及 HIV 携带者的细胞内，赋予艾滋病病人及 HIV 携带者新的抗病机能。这种疗法一旦成熟，就可以大大降低治疗费用，使更多的艾滋病人受益。

心理治疗介入

健康心理学家在艾滋病流行中可以起到积极的作用。比如改变高危险行为；提供有关艾滋病和 HIV 测试的知识；评估艾滋病或 HIV 阳性的情况对来访者心理健康的影响，并通过与患者及其家庭成员的合作，帮助病人处理情绪、应对疾病、管理症状；对患者应对技能的评估和训练；对患者进行神经病学和精神病学影响的评估，处理其退化的心理能力；解决几种关系问题，如病患与其情侣、朋友、家庭成员、卫生人员之间的关系，并对这些人自身可能存在的心理问题保持敏感；帮助患者在面对重大抉择时，做出合理的决定；对临终病人或已故病人的亲友进行悲伤治疗，帮助他们正确地面对死亡；研究艾滋病的行为模式等等。

事实证明，心理治疗方法的介入，如压力管理训练、认知治疗、团队治疗、家庭治疗等等，可以有效地帮助患者提高适应力、减轻焦虑和抑郁症状，提高患者的免疫功能，从而改善患者的生活质量和应对疾病的能力。Michael Antoni 等（1990，1991）的研究显示，对于 HIV 呈阳性的人来说，接受心理治疗介入的病人会有较少的焦虑与抑郁和较强的免疫功能。

社会宣传教育

社会的宣传教育也可以对促进普及艾滋病知识、艾滋病防治等起到积极的作用。

首先，要控制和预防艾滋病，必须从小抓起，从青少年抓起，在学校开展健康教育，包括性健康教育，并在健康教育活动中，开展艾滋病、性病预防和控制的知识教育。美国早在1990年就在其预防性传播疾病的战略目标中明确指出要增加中学生接受准确的性教育百分率。但在我国，由于含蓄的文化传统，在学校里，老师往往是避性不谈，从而让青少年对性产生神秘感和种种不正确的理解，适得其反。殊不知，在学校开展性教育，从小从科学和道德的高度正确地引导青少年，才能使他们正确理解青春期骚动，理智地驾驭自己的行为，处理好恋爱婚姻问题。因此，在学校开展健康教育，不仅有利于学生的身心健康，而且有利于改变我国目前艾滋病、性病发病和流行趋势居高不下的状况。

其二，通过媒体、举办各种公益活动等手段对艾滋病的高危行为、预防和控制等相关知识进行广泛宣传，把预防和控制艾滋病、性病的知识送入千家万户。这是一种最直接、最持久、最有效的措施和途径，并可以弥补知识传播中某些人群的不可及性。

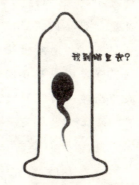

通过媒体宣传预防艾滋病（广告：使用避孕套，预防艾滋病，摘自中国艾滋病检测网）

其三，政策保障。大量有关艾滋病的研究都不约而同地指出了药物使用与危险性行为之间的关联。而政策、法律法规的制定，严格的执法力度是控制这些行为的有效手段。

最后，对于艾滋病人及其家庭，社会要努力为他们营造一个友善、理解、健康的生活和工作环境，提供医疗保障，帮助他们采取积极的生活态度，改变危险行为，配合治疗，从而提高他们的生命质量、延长生命。

小知识

世界艾滋病日

1988年1月，世界卫生组织在伦敦召开了一次"全球预防艾滋病规划"的部长级高级会议。根据预防艾滋病世界各国卫生部长最高级会议提倡的社会宽容及更多地交换艾滋病信息的精神，世界卫生组织从1988年起将每年的12月1日定为"世界艾滋病日"（更确切地说是"世界同艾滋病作斗争日"），以号召全世界人民行动起来，共同对付艾滋病。从那以后，世界艾滋病日受到了联合国以及各国政府、团体和个人的支持。这一天成为全球人类共同对付艾滋病的宣传活动日。

设立"世界艾滋病日"的目的有四：

- 让人们都知道艾滋病在全球范围内是可以控制和预防的；
- 让大家都知道防治艾滋病很重要的一项就是每个人都要对自己的行为负责；
- 通过艾滋病日的宣传，唤起人们对艾滋病病毒感染者的同情和理解，因为他们的身心已饱受疾病的折磨；

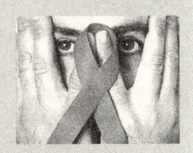

● 希望大家支持各自国家制定的防治艾滋病的规划,以唤起全球人民共同行动来支持这方面的工作。

自1998年起,历届"世界艾滋病日"的主题分别是:

1988 Join The Worldwide Effort 全球共讨,征服有期

1989 Our Lives, Our World-Let's Take Care Of Each Other 我们的生活,我们的世界——让我们相互关照

1990 Women and AIDS 妇女和艾滋病

1991 Sharing the Challenge 共同迎接艾滋病的挑战

1992 A Community Commitment 预防艾滋病,全社会的责任

1993 Time to Act 时不我待,行动起来

1994 AIDS and the Family 艾滋病和家庭

1995 Shared Rights, Shared Responsibilities 共享权益,共担责任

1996 One World, One Hope 同一世界,同一希望

1997 Children Living in a World with AIDS 生活在有艾滋病世界中的儿童

1998 Force for Change: World AIDS Campaign with Young People 青少年——迎战艾滋病的生力军

1999 Listen, Learn, Live! 关注青少年,预防艾滋病——倾听、学习、尊重

2000 Men Make a Difference 预防艾滋病,男士责无旁贷

2001　You are together wit h me　预防艾滋病，你我同参与

2002　Live and Let Live　相互关爱，共享生命

2003　Live and Let Live　相互关爱，共享生命

2004　Women, Girls and HIV and AIDS　关注妇女，抗击艾滋

2005　Stop AIDS, Keep the Promise　遏制艾滋，履行承诺

2006　Stop AIDS, Keep the Promise　遏制艾滋，履行承诺

第八章 寻求健康行为的这些那些

一直以来,明总觉得自己的身体硬朗又结实,病痛很少光顾,即便是有什么小病小痛的,也都能靠自己的"免疫力"挺过来。

可这一次,他已经感冒四天了,一直没见好。但是,他仍然相信:感冒不求医,五天能自愈。于是,他熬过了第五天,迎来了第六天:感冒非但没好,还被咽痛、干咳、流涕、鼻塞折磨得死去活来。他给自己的女朋友打电话,在女友的"指导下"吃了一些治感冒和消炎的药,两天后仍无起色,最终走进了邻近小区的一家医院。

挂号、验血、交费、打针、取药……整整两个多小时,等一系列繁冗而费力的程序完成之后,明捏着医生开的数不清有多少粒的黄色和白色的小药片,非常不轻松地离开了医院。

回到家,明按照医嘱老老实实地吃了药,然后安安分分地上床躺下。一觉醒来,却感觉全身上下像是被捆住了，两条腿像灌了铅似的沉重，嗓子发干，一阵一阵地扯着疼，额头也烫得不行！

明越想心里越不踏实，于是下决心去了一家较远的大医院。医生反反复复地问了一些问题，给明作了全面的身体检查，然后一脸肃穆地对明说："怎么拖到现在？你看看，高烧40度，咽喉都充血了！"医生希望明最好住院，但是明却坚决不干。一方面，他不想耽误工作，另一方面，也实在不喜欢医院。于是，在无奈的情况下，医生只好作出让步，让明先打两瓶吊针。

明找到一间比较干净的输液室躺下，乖乖地开始输液，不知不觉地睡着了。当明醒来的时候，睁眼一看，几乎吓呆了——瓶里的药水早已一滴不剩，针管处渗着血。明没有多想，迅速自行拔下针管，然后狠狠骂了护士一顿后离开了医院。

第二天，明又去医院小心翼翼地挂完最后两瓶吊针，终于恢复了往日的活力。

大多数人都很重视自身的健康，但是很多人却没有采取对自己的健康最有利的行为。比如说，有些人不相信吸烟行为对自己来说是危险的，或者即使意识到吸烟的危险性，也没有戒烟的行动；再比如说，有的人生病了，却不去医院寻求治疗；还有一些人，没什么病，却老往医院跑……那么，这是为什么呢？心理学家已经形成了一些理论和模式去解释、预测这些与健康相关的行为。另一方面，健康心理学家还对病人寻求健康服务的行为、遵医行为等各方面作了很多研究。

一、不断发展的健康行为理论

健康心理学在行为改变的研究中有着明显的心理学整合成分。这是因为在行为改变的个体水平上,心理学严谨的方法和可操作的理论构架有助于帮助健康心理学家理解个体采取风险行为的原因及其认知改变的过程。在这一部分中,主要介绍健康信念模式、合理行动理论、计划行为理论和行为转变理论。

健康信念模式 (Health Belief Model)

健康信念模式是在 20 世纪 50 年代由霍克鲍姆(Hochbaum)及罗森斯托克(Rosenstock)发展起来的,它可以解释为何一些人拒绝采取有利于健康的行为,如戒烟、参加疾病普查等,还有研究表明它可以用以预测安全性行为。目前,它已经成为解释健康行为最常用的模式之一。

健康信念模式认为个体的行为受到个体期望、思维、推理、信念等主观心理过程的影响。个体对疾病的认知、修正因素、个体对行动效果的认知这三个因素可以用来预测个体是否会接受或实践健康行为,以及判断个体在什么情况下会执行健康行为。

✧ "个体对疾病的认知"即个体对疾病易感染性的认知 (perceived susceptibility) 和对疾病严重性的认知 (perceived seriousness)。个体对疾病易感染性的认知是个体对自己是否易患某种疾病的估计。个体认知的疾病易感性越大,其采取健康行为的可能性越大。对疾病严重性的认知包括个体对患病引起的临床后果(如痛苦、疼痛、伤残、死亡等)和疾病引起的社会后果(工作中断、家庭生活及社会关系受影响等)的认知。个体认知的严重程度过高或过低均会阻碍其采取健康行为，只有个体认知的严重程度中等时其健康行为才能得到促进。

◇ "修正因素"是指那些能对个体对疾病的认知产生影响的因素，这些因素包括个体的年龄、性别、个性、社会阶层、社会支持、经济条件、同伴的压力、个体对某疾病的知识与经历、大众传媒对健康行为的报道、医护人员的影响、家人或朋友的劝告等，它们都会影响个体认为自身受某种疾病威胁的程度，或直接决定个体是否采取健康行为。

◇ "个体对行为效果的认知"分为个体对采取健康行为所带来的利益的认知以及个体对采取健康行为所带来的障碍的认知。两者比较和权衡的结果，决定了个体是否会采取健康行为。采取健康行为所带来的利益包括行动的有效性和可行性；个体采取健康行为所带来的障碍包括所需支持的时间、金钱方面的成本，需要忍受的疼痛、治疗的副作用、行动不便、困窘的心态等。只有个体经过权衡之后认为利大于弊时，其才会采取健康行动。

在过去20年的时间里，健康信念模式是工业化社会中公共卫生体系用于理解和发展健康预防和医疗保健项目的主流理论框架，也是许多发展中国家公共卫生主要学习和采用的模式，其实用性和可操作性在实证研究中得到了充分肯定。

合理行动理论（Theory of Reasoned Action）

合理行动理论是由美国学者 Fishbein 和 Ajzen 于 20 世纪 70 年代提出的。这一理论假设个体在决定如何行动时，是相当理性而且会系统性地运用信息。个体对执行某种行为的意向（behavioral intention，指未行动之前的思想倾向和行动动机）直接决定了其是否会采取这种行为，即行为由行为意向来决定（behavioral intention）。其中，行为意向又是由行为态度和主体规范来决定。

行为态度是指行为主体对某种行为所存在的一般而稳定的倾向或立场，它是由行为后果评价权重和行为信念所决定。因此，如果一个人对行为结果有积极的信念，那么他对行为也会有一个积极的态度。

而主体规范是指由他人的期望而使行为主体做出特定行为的倾向程度，它是由遵从动机权重和规范信念所决定。因此，如果一个人认为某些对他有影响的人认为他应该实施这个行为，并且他有满足他们期望的动机，他将有较高的主体规范。

例如，关于进行规律性锻炼行为，当某人相信适当运动会收到增强体质、有益健康的效果，就会形成对于锻炼的积极态度；其家庭和同伴的支持及其对这种支持的遵从动机，使其形成主体规范；积极的行为态度和主体规范使其进一步形成明确的行为意向，最后，在一定意志的控制下，他可能会形成有规律锻炼的行为习惯。

合理行动理论模式为与健康相关的行为分析提供了很好的理论框架，可以对行为干预起到良好的指导作用，目前已经在饮食行为、艾滋病预防行为、锻炼、吸烟、饮酒等健康相关行为和卫生保健研究中得到了广泛的应用和成功的尝试。并且一些研究的结果显示，在解释和预测寻求健康的行为时，合理行动理论比健康信念模式更为恰当。

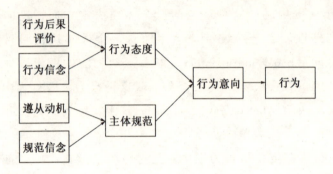

当然，这一理论也有其局限性，比如，其假设的前提是人们的行为实施是以合理思考为基础，而实际情况则不总是这样，如处于高心理压力下人们的行为决策往往趋于非理性。再如，戒烟行为固然有理性思维的作用，但欲望渴求、负性情绪和社会场合对于行为结果也很重要。

计划行为理论（Theory of planned behavior）

合理行动理论是对在人们意志控制下的实际行为的预测。当一些行为不完全在意志的控制下时，该模型的解释力就略显不足。例如，艾滋病预防行为在有些情境下就不完全受个人意志控制，避孕套的使用有时受到来自意志之外因素的左右，比如没有避孕套或对方不愿使用等。

出于这点考虑，Ajzen（1985）扩展了合理行动理论的概念，并在此基础上提出了计划行为理论，两个理论间的差别就在于后者包含了"感知的行为控制力（Perceived Behavior Control，PBC）"变量。感知的行为控制力与行为态度和主体规范共同决定行为意向。此外，感知的控制力还可以直接作用于行为。

在这里,感知的行为控制力(Perceived behavior control)是指个人对完成行为的难易程度的信念,它是由控制信念和知觉力决定的。这里,控制信念是指对行为控制可能性的知觉,而知觉力是指对行为控制难易程度的感知。

计划行为理论将控制力作为一个变量,可以增加模型对习惯性行为、自动性行为及非意志控制下的行为的解释力。但是这一理论在健康相关研究的应用上,没有前两个理论那么普遍。

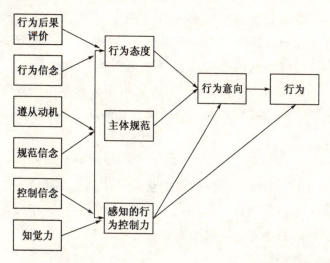

行为转变理论 (Transtheoretical Model of Behavior, TTM)

行为转变理论又称转变阶段理论（Stages of Change, SOC）,是由 Prochaska 和 Diclemente 两位学者于 1983 年首次提出的,它着眼于行为变化的过程及对象的需求,以此来预测寻求健康的行为改变。行为转变理论模式认为,人的行为

改变是一个复杂、渐进、连续、螺旋上升的过程,大致可被分为 5 个阶段:

- ◇ 准备转变前阶段(从来没有):处于这一阶段的人并没有改变行为的打算,他们甚至可能还没有发现自己的问题。他们可能会说:"我承认我有这个缺点,但是我认为没有必要进行改变。"
- ◇ 准备转变阶段(某一天):处于这一阶段的人察觉到了自己的问题,并考虑改变,但并不准备在近期行动。他们可能会说:"我一直希望能有些改变。"
- ◇ 准备行动阶段(不久):处于这一阶段的人已经形成在近期改变行为的坚定想法,并制定了一些计划。他们可能会说:"我已经决定明天开始每天慢跑 20 分钟"。但不幸的是,大多数出于健康原因需要改变自己生活习惯的人,从来没有达到这个阶段或者超越这个阶段。
- ◇ 行动阶段(现在):处于这一阶段的人已经作出了行动上的改变。他们可能会说:"我正在转变,我希望能够达到我的预期效果"。在这一阶段,作出足够快速的改变,使自己能够在短期看到切实的效果是非常重要的。
- ◇ 巩固阶段(永远):处于这一阶段的人试着维持已有的改变,并抵抗原有习惯的诱惑,这时新的行为已坚持了最低限度的期限。他们可能会说:"这已经是我日常生活的一部分"。

行为转变理论比其他行为理论更能解释一些常见的行为现象。它以人们的行为为主线进行细化分析,使结果解释更精确。

对于干预者来说，可以通过了解目标人群的行为阶段分布，确定各阶段的需求，然后采取有针对性措施帮助他们进入下一阶段。比如，在第1、2阶段，应重点促使他们进行思考，认识到危险行为的危害、权衡改变行为带来的利弊，从而产生改变行为的意向、动机；在第3阶段，应促使他们作出自我决定，找到替代危险行为的健康行为；在第4、5阶段，应改变环境来消除或减少危险行为的诱惑，通过自我强化和学会信任来支持行为改变。这里需要注意的是，如果干预不理想或不成功，目标人群会停滞在某一行为阶段甚至倒退。

十多年来，行为转变理论模式得到了完善和发展，学者们在5个阶段基础上划分了10个亚阶段，筛选出36个预测因子，建立了计算机辅助系统，形成了一套较完整的问卷设计、变量测定、统计推理的方法。目前，在健康心理学领域中，行为转变理论模式被广泛运用在对青少年吸烟行为干预、对艾滋病的干预等领域中。

二、使用健康服务

人们如何知道自己是不是生病了？如何判断自己是不是应该去医院求医？哪些人更倾向于使用健康服务？为什么有些人不愿意寻求健康服务？接下来，我们将就这些问题展开讨论。

谁使用健康服务

哪些人更倾向于使用健康服务呢？研究者对此作了专门的研究，发现年龄、性别、收入等是可以用来预测人们是否会使用健康服务的因子。

年龄

大体而言，每年儿童及中老年人寻求健康服务的比率比青年人要高一些。这是因为儿童的免疫系统相对虚弱，因此更可能会感染上各种疾病，他们通常因为一般检查、注射等原因而使用健康服务。随着个体年龄的增长，免疫系统的成熟，个体发生疾病的可能性降低，寻求健康服务的次数有所减少。但在中年和老年期，当慢性疾病的发生率增加时，个体寻求健康服务的数量又开始增加。

性别

女性比男性接触医生（门诊或电话咨询）的概率更高。这种性别差异在青春期才开始出现。出现这种差异的很大一部分原因在于女性在怀孕时需要更多的医疗服务。但即使不计算女性因为怀孕及生育寻求健康服务的次数，女性仍然比男性使用较多的健康服务。一个原因可能是女性发生疾病的可能性比男性大。虽然男性比女性发生致命的慢性疾病的可能性大，但女性在急性疾病（如呼吸道感染）和非致命性慢性疾病（如关节炎、偏头痛）的发生率上要高一些。另一个原因可能是男性在经验到症状时，对是否需要求医表现出较多的犹豫。这种对症状反应的差异可能是他们对自己性别角色的刻板印象所决定的。似乎对男性应当是坚强、独立、忍耐的理解，鼓励他们去忽略自己所经历的疼痛。

城乡身份和收入

在医疗服务的使用上，也存在一定的城乡差异和收入差异。乡村人口、贫困人口会倾向于避免使用健康服务。这一方面是由于收入的原因。因为人们必须负担的医疗花费十分沉重。对于那些有医疗保险的人来说，公费和私办的保险并不能涵盖所有的开销，病人必须要承担那些被保险排除在外的治疗费用，而对那些收入有限的人来说，这可能是一笔难以承受的费用。我国2003年第三次国家卫生服务调查也证实了这一点，该调查结果显示，未就诊率、未住院率随着收入水平的提高而降低。

另外，该调查的结果还显示，有44.8%的城镇人口和79.1%的农村人口没有任何医疗保障，基本上靠自费看病。这些没有任何医疗保险的人大多都是低收入者，疾病对他们来说无疑是雪上加霜，他们其中有很多不得不因为金钱的原因而放弃治疗。2004年，零点调查对北京、上海、广州等七个大中城市以及河北、浙江等七省的小城镇、农村地区的3 859名16—60岁的居民进行入户访问，结果显示，有1/4被访者明确表示过去两年中自己或家人曾出现过因为费用问题而有病不去医院就医的情况；近1/10表示自己或家人在过去两年中曾因费用问题而放弃治疗。

费用本身还不是唯一的理由。一些研究还表明，低收入者倾向于知觉他们自己感染疾病的可能性小，认为自己是不受欢迎的，且缺乏对健康服务系统的信任。此外，我国医疗卫生资源配置不合理的现状给他们的就医带来了困难，如一些乡村医院由于设施、人力有限，根本无法处理病情较为复杂的病人。

但需要注意的是，这些农村人口和低收入人口实际上更需要健康服务系统的覆盖。因为他们通常有较少的健康知识、较差的健康习惯和意识较多的健康问题。

人们为何有病不医

人们通常很乐意建议别人去看医生，但是如果相同的症状出现在自己身上时，则去看医生的可能性要小得多。很多人认为自己不需要专业的帮助，他们可以自我照顾，即使是严重的健康问题也一样。卫生部2003年进行的第三次全国卫生服务调查数据显示：患者中自我医疗的占35.7%，未采取任何治疗措施的占13.1%，应住院而不住院占29.6%。城乡居民对医疗卫生服务的利用下降，有效需求发生转移。调查发现，这些现象的产生是由多种因素造成的，除了刚才我们已经间接讨论过的年龄、性别、收入的因素以外，还包括个体的心理因素、社会因素、个体对症状的感知和解释、症状的特性等等。

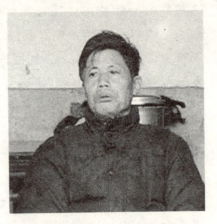

湖北某农民患乙肝20年，没钱买药，终引发肝癌（摘自中央《新闻调查》：聚焦农民看病难，2005年12月28日）

心理因素

心理因素，或者说情绪因素在人们使用健康服务的行为中扮演着重要的角色。

我们从健康信念模式中可以看到，有时个体对症状的强烈的情绪反应将阻碍他们寻求健康服务。当个体感到自己的症状预示着自己患了非常严重的疾病时，出于对这一疾病的焦虑和害怕，他可能选择不去就医，这样他的疾病就不会得到证实了，也不必忍受相关治疗的痛苦。Levin等(1985)对数百名成人进行访谈的结果显示，人们认为癌症是一种极度痛苦的疾病，这些人中有 18%不愿意为癌症寻求健康服务，因为他们害怕与此病及其治疗有关的疼痛。

还有一些人是因为害怕遭遇尴尬而避免就医。Klonoff 和 Landrine(1993)针对不同的身体部位出现的症状对个人求助意愿的影响进行了研究，结果发现，人们将身体的某些部位，如肛门、生殖器等部分视为羞耻的、隐私的。因此，他们较不愿意为这些部位的问题寻求健康服务。

此外，生活中压力的大小也是影响寻求健康服务行为的因素之一。病人的症状在很多情况下是模糊不清的，因此，那些对压力敏感的人对他们的症状也会更加敏感，使他们更倾向于寻求健康服务。而当症状很清楚地对健康造成威胁时，压力似乎就不是一个影响因素了。这里有一个有趣的现象，那就是当处于压力状态下的人抱怨自己的症状时，其他人倾向于低估其症状。Skellton(1991)发现同时报告生理和心理困扰的病人会影响到他们的可信度。朋友、家人、甚至医护人员都倾向于对这些人报告的症状打折扣。有时候，压力也可能会干扰人们作出理性的决策，使人延迟寻求健康服务的行为。比如一位员工必须当天完成某项重要任务，在强大的压力下，他出现了一些心脏病的症状，但是为了完成这项任务，他可能选择忽略自己的症状。

社会因素

社会因素对人们寻求健康服务的影响可以是正反两方面的。

很多时候，社会因素可以鼓励人们去接受健康服务。首先，当个体认为自己的症状对人际关系、正常工作等造成干扰时，他会倾向于使用健康服务。例如，一位溃疡病人在喝了啤酒以后就会感到疼痛难忍，他为此去了医院，因为对他来说，如果无法和朋友一起喝啤酒，那简直是活受罪。其次，当治疗可以使个体解决或逃离危机时，他也会很乐意去寻求治疗。比如说，一位男性肿瘤患者与妻子发生了情感危机，于是他决定去接受治疗，这样妻子就可能放下他们之间的矛盾来照顾他，并与他重归于好。再次，当病人社会支持系统中的人要求或坚持患者去治疗时，病人可能去寻求健康服务。如一位妇女偏头疼已经好一阵子了，一直懒得去看医生，最后在其儿女的"轮番进攻"之下，终于走进了医院。研究证明，许多人在感知到症状以后和寻求治疗以前，都会先得到亲朋好友的意见，这些非专业人员给予的非正式咨询有时可能会给患者提供好的建议，但有时也可能延迟了治疗的时间，或使人误用了错误的治疗。

社会因素还可能带来其他的一些负面影响。比如社会角色，男性倾向于认为寻求健康服务是脆弱、无助、依赖的象征，违反了他们强壮、独立的社会角色。再如，社会健康服务系统和社会保障机制中存在的问题，例如医疗资源不足、分布不均衡、医疗费用上涨过快、政府投入不足等，造成个体"看病难、看病贵"的困扰，也会影响人们的求医行为。零点调查公司 2004 年的调查报告称：快速增长的医疗服务费用和极低的医疗保险覆盖率，是我国在城镇和乡村居民出现"小病扛、大病拖"情况的主要原因之一。

此外，社会文化因素也会影响人们对症状的反应。在一些文化中，不允许个体对疾病产生强烈的情绪反应，而有些文化则鼓励这种表现。David Mechanic（1978）比较了不同文化团体对疾病的态度，发现犹太裔美国人比较乐意寻求健康服务，接受自己生病的事实并实施预防性的医疗行为；墨西哥裔美国人倾向于忽略一些医生觉得非常严重的症状，并告诉他人医生觉得不严重；爱尔兰裔的美国人倾向于坚决地否认疼痛。这些差异显示，社会文化能够对人们寻求健康服务的行为产生有力的影响。

症状的特性

症状的特性影响个体的求医行为。这些特性包括症状的可见度、知觉症状的严重度、症状的频率及持续时间。

症状的可见度是指症状容易被个体及他人看见的程度。可见度越高，个体越可能接受健康服务。比如知道骨质疏松症将影响外貌的妇女比那些不知道这类信息的妇女更可能采取预防措施来避免罹患此病。

另一方面，个体感知的症状越严重，越可能促使其寻求健康服务。Cameron 等人（1993）证实决定寻求健康服务的关键是个体知觉到的症状的严重度，而不是症状的出现。有一种患者，会过分评估症状的严重性。他们由于过度担忧自己的健康、紧密监控自己的身体感觉、经常作出没有基础的身体抱怨、反复求医，虽然医生一再保证他们没有疾病，但个体仍然相信他们是得病了。心理学家把这类情形称为疑病症（hypochondriasis）。疑病症患者常常在没有必要的时候重复使用健康服务，滥用健康服务。

最后，症状的频率及持续时间也是一个重要的因素。间断出现的症状比持续出现的症状较不可能引起求医行为。而且，即使是轻微的症状，如果持续存在，个体也会倾向于向朋友、家人、医生等求助。

个体对症状的解释

同样的，个体对症状的解释和反应也会对个体寻求健康服务的行为产生影响。

人们先前的经验在人们对症状以及对是否应该寻求专业治疗的判断中扮演了重要的角色。例如"过去自己的孩子或亲朋好友的孩子是否出现过类似的症状"这一先前经验是大多数母亲用来判断是否应当寻求治疗的重要因素之一。

人们认为症状代表的疾病对他们的求医行为也是非常重要的。比如个体将胃疼解释为一般的胃病,与解释为胃癌的征兆相比,所产生的结果是不同的。前者可能会选择随便吃一些药,或者隐忍一阵子,而后者会决定去医院进行检查。由此可见,出现症状不足以使人去寻求帮助,与症状相连结的疾病才是决定个体选择求医还是忽略症状的决定因子。

人们对疾病结果的认知也是一个影响因素,这些结果包括得病的后果、治疗的好处、障碍、副作用、危险等。之前我们已经提到过,人们出于对癌症后果的严重性以及治疗副作用的认知会影响个体的求医决策。那些乳房发现肿块的妇女通常会延迟看医生的时间,这是因为她们害怕治疗可能带来的结果——失去乳房。相反,那些相信治疗可以治愈症状或者可以阻止症状进展的人比起不这么想的人,更可能去寻求健康服务。

人们对疾病的归因也是另一个重要因素。认为症状主要是由于情绪和超自然病因所引起的人,较不可能去寻求专业的、正规的治疗。

三、遵从医嘱的行为

关于遵医行为
什么是遵医行为?

遵医行为是指在治疗和预防疾病的过程中,患者的行为与医护人员对其在医疗或健康方面的指导(医嘱)相符合的程度。在诊断准确,治疗方案有效的情况下,患者遵医与否在很大程度上影响着治疗的效果和病情的转向。

不同的健康观念有不同的遵医行为模式。比如,在生物医学模式指导下,遵医行为主要是病人按医嘱进行检查和治疗,其中治疗包括药物、手术或物理方法等。评价遵医行为的标准也就是看病人是否按医嘱进行了各项检查,用药、药量及疗程是否遵医等。

在生物心理社会医学模式的指导下,医生所关注的致病因素和影响康复的因素变得更为复杂,医嘱内容相应增加,遵医行为随之扩展到心理、行为、社会环境等各方面:

良好的生活与工作方式:包括工作与生活环境调适,如选择适合自己的工作种类、工作环境,改善居住环境;合理营养,如控制总热量摄入,各种营养素的科学搭配;适当运动,包括运动方式、运动时间与强度选择;戒烟限酒,去除不良嗜好;合理安排作息,劳逸结合,工作、生活有规律等;

心理调适:包括自我调适和寻求他人帮助调适,如易患冠心病的 A 型性格等。

疾病预防:包括接受健康教育、疫苗接种、周期性健康检查、非传染性疾病的定期复查及自我检查等。

疾病治疗:包括药物治疗(用药方式、每日用药量与次数、用药时间间隔、疗程等)、手术治疗(手术方式、时机)、物理疗法(理疗的方法与强度、疗程)、心理治疗等。

疾病、伤残的康复：包括医疗康复、职业康复、教育康复和社会康复等。

由此可见，我们现在所指的遵医行为不仅仅包括传统意义上的按时按量服药、定期复查，还包括控制饮食、优化生活方式、适量运动等各个方面。

病人在作出寻求健康服务的决定后，也不一定会遵从医生的要求。一般来说，住院患者和急诊患者的遵医率较高，而不遵医行为在需要长期治疗的慢性病患者当中却极为常见。李宁秀等（2001）对281位门诊患者遵医行为进行了问卷调查。结果发现10%的病人就医后并不按医嘱取药，19%的病人不按医生处方服药，患有慢性病的病人中48.5%不遵医嘱改变自己不良的行为生活方式。屈学勤（2002）对200名高血压患者的遵医行为进行研究，发现在药物治疗、检测血压、定期复查、戒除烟酒四项行为中，不遵医行为的发生率在25%—47.5%之间，而在优化生活方式、适量运动方面，不遵医行为的发生率分别为58.5%和65.5%，见下表：

200名高血压患者不遵医行为内容调查结果

医嘱内容	完全遵医		不完全遵医		完全不遵医	
	人数	百分率(%)	人数	百分率(%)	人数	百分率(%)
药物治疗	111	55.6	67	33.5	22	11
监测血压	116	58.5	34	17	50	25
定期复查	105	52.5	41	20.5	54	27
戒除烟酒	150	75	22	11	28	14
优化生活方式	83	41.5	53	26.5	64	32
适量运动	69	34.5	44	22	87	43.5

注：完全遵医即完全遵照医嘱内容,全面治疗高血压;不完全遵医即不完全遵照医嘱内容,不全面治疗高血压;完全不遵医即完全不遵照医嘱内容,自行治疗或不治疗高血压。

如何评估遵医行为？

在界定了遵医行为以后，我们遇到的下一个问题是如何知道遵医行为的发生率？目前，我们至少有 5 种方法可以获得有关病人遵医行为的数据，但这些方法都各有利弊：

询问病人的医生：这是评估中最简单的一种方式，但也可能是最糟糕的一种方式。因为他们可能并不真正了解病人的实际行为，他们也无法推测哪些病人比其他人更为遵从。而且众多研究表明，医生往往会高估病人的遵从行为。

直接询问病人：这种方法看似有效，但却充满了困难。其一，病人可能出于很多原因而说谎，如为了照顾医护人员的感受等。另外，他们也可能真的不知道自己的遵从率。

请医护人员或家属进行监测：这个方法比前两个较为客观，但也存在一些问题。比如持续 24 小时不间断的观察是难以做到的，而且持续监测可能会引起患者的一些负面情绪。

计算药片：这一方法可能被视为比较理想的，但却也可能出错。因为即使药片的数目是对的，病人也可能出现不遵医行为，比如不是在医生指定的时间吃药，病人故意将药物丢弃等等。而且服药只是遵医行为的一个部分。

生化检验：这一方式针对遵医行为的后果进行检验，比如进行血液或尿液分析。这种方法虽然可以评估药物是否在最近被使用，但无法评估病人用了多少，何时用的。此外，有些药物或结果不容易在血液或尿液中测到，且不同病人对药物的吸收程度也存在个体化差异。最后，这种方法可能是非常耗时而且昂贵。

综上所述，事实上，我们无法精确获得有关遵医行为比例的数据，所有研究中提供的数据都只能是一个估计值。

当评估非常重要时，综合使用两种或更多的方法得到的结果要比单独依赖某一方式更可靠。

人们为何求医而不遵医
疾病的特性

疾病的特性包括疾病的种类、严重程度、治疗持续的时间、治疗的复杂程度、治疗的费用、药物的副作用等等。

一般来说，严重疾病的患者（如使人丧失功能或威胁生命的疾病）比较不严重的疾病患者的遵医率要高。但这里的"严重"是指从病人的角度进行的判断，而非医生。研究表明，那些自认为自己的疾病相对较严重的病人比那些知觉为较不严重者，表现出对医生的处方更好的遵从行为。

治疗持续的时间越长，病人可能发生不遵医行为的比率越高。一般认为，慢性病人的遵医率低于非慢性病病人。原因可能在于慢性病需要长期服药，病人较难以坚持，而且常常容易忘记；许多慢性病较少有能根治的药物，治疗效果短期内难以显现；一些慢性病并非时时都有症状，因此患者缺乏持续遵从医嘱的动机，他们常常因为认为自己的病情已有好转，而自行停药。

另一个决定患者遵医行为的因素是治疗的复杂程度。一般来说，患者所需使用的药物种类越多、药量越大，方法、步骤越复杂，服用时间要求越高，出现不遵医行为的可能性就越高。比如，如果医生要求病人一天吃四种药，其中一种饭前半小时吃，一天三次；一种饭后半小时吃；一种睡前半小时吃；还有一种每隔 8 小时吃一次。此外，每天注射两次胰岛素。如此复杂的程序病人很可能会不理解、搞错、忘记甚至根本不愿意执行。

有些医疗处方要求病人改变他们长期维持的习惯，如开始每天进行有规律的运动、停止吸烟和饮酒等等。但是这些改变对人们来说常常可能是很难做到的。一些研究发现，比起服用药物的建议来说，人们较少可能去服从改变个人习惯的医疗建议。

此外，药价过高、药物的副作用也是可能影响患者遵医率的因素。李宁秀（2001）对患者遵医行为的研究发现药价过高是影响患者不遵从医嘱取药的首要因素。国内的许多研究也支持这一观点。有趣的是，国外的很多研究结果都发现药价因素对患者遵医行为的预测能力很低，这可能和不同国家人们的收入高低、国家的医疗保障体系的完善与否有关。

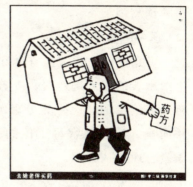

漫画：去给老伴买药（李二保作）

患者的心理因素和社会支持

个人从亲友、支持团体处得到的社会支持水平，是遵医行为最有力的预测因子之一。而且有证据显示，社会支持的质比量更重要。Christensen 等(1992)发现，觉得家人的感情是有凝聚力的，而且有表达力的洗肾病人，比知觉家中存在冲突的病人更可能遵从流质限制的医嘱。

有证据表明，病人的信念和遵从行为有关。一般来说，当病人相信遵从医嘱对健康有益，知觉到自己的疾病很严重、患者主观感受疾病的危害越大、信任现代医学、相信自己应当对自己的健康负责，他们的遵医率越高。比如病人的信念是只有巫术才能治愈自己的疾病，那么对于医生的建议,他很可能会置之不理。

此外,病人接受医疗建议时的认知与情绪状况也可能影响其遵医行为。比如中度焦虑的病人比高度焦虑和不焦虑的病人对医嘱的内容记得更多;病人对医学的相关知识越多,对医嘱的记忆更清晰完整。

再者,一些研究表明,病人的年龄、自制力、文化程度等因素也和遵医行为存在一定的相关,但相对而言,不是重要的预测因子。

医生的素养

研究显示,与医生有良好关系的病人遵医率更高。当医生给患者的感觉是温暖、友善、关怀、值得信赖,双方之间有足够的沟通、医生充分理解病人的主观愿望和心理感受,并向病人清楚地解释了他们的疾病与治疗时,病人会倾向于紧密地遵从医嘱。

但事实上,许多病人离开医院时,并不知道应当怎样执行医嘱,原因是医患之间没有进行有效的沟通。病患对有关他们治疗的知识知之甚少,比如他们手里的药要吃多久,药的作用是什么,如何服用,副作用,日常生活中要注意什么等等。而医生却想当然地认为病人应该知道,或没有必要知道。举一个例子,如果医生说"每六小时吃一颗药"。这是否意味着病人每天晚上都要爬起来吃药?还是一天吃四颗就行?医生可能会认为自己已经说得很清楚,但患者可能会加以不正确的解释,因为每天晚上准时、中途起床吃药对任何人来说都是一件麻烦事。如果医生说明:"你需要准时的每六小时吃药,因为如果药效失去后,感染可能会再度出现。"那么,病人遵从医嘱的可能性会更高。但不幸的是,医生往往只花很少的时间和病人沟通有关疾病和治疗的信息,而且很多情况下是被动的沟通。

此外,医生的能力、学识、同行的评价、医院的设施环境等因素也会对患者的遵医行为产生影响。

促进遵医行为的小贴士

促进遵医行为的策略可以分为教育策略和行为策略两种。教育策略是指信息的传递,包含提供健康教育信息、个别咨询、提纲式的指示、演讲、示范、文字指示等等。采用该策略的时候,有时甚至可以使用情绪激起的方法,来吓唬那些不遵从医嘱的病人。行为策略的焦点是行为的改变,包含去除降低遵从行为的障碍,对遵从行为给予酬赏,电话提醒病人复诊时间,简化医疗计划、家访、持续监测病人的遵医行为等。许多研究指出,行为策略和两种策略的联合使用要比单独使用教育策略更有效,而单独使用教育策略的效果相当有限。

几种能有效改善短期遵医行为的方法:

- ✓ 使用清楚而直接的语言和句子来简化医嘱;
- ✓ 使用特定且具体的叙述,如应该说"你每天傍晚应该慢走一小时",而不是"你要每天做运动";
- ✓ 将复杂或长期的治疗处方分解为一个个小任务或小目标;
- ✓ 使用简单、书面的指示语,比如将每天服药的时间和数量写在放药的包装盒上;
- ✓ 请病人用自己的语言描述他们对医嘱的理解。

几种能有效改善长期遵医行为的方法:

- ✓ 用不同的提醒或提示物作为遵从医嘱的线索。这些

提示可能是病人生活中的常规事件,如饭后散步、睡前服药;也可以是一些小贴士、备忘录等等;
- ✓ 制定恰当的治疗处方。比如采用渐进的治疗计划来逐步实现治疗目标。另外还包括调整治疗来配合病人日常的生活习惯、仪式、事件和地点;
- ✓ 自我监控。由病人写下治疗活动的纪录,例如每天所吃的食物;
- ✓ 条件契约。就是由病人和医生共同协商出的一系列治疗活动,并进行书面记录,其中包括确定实现治疗目标后对病人的奖励;
- ✓ 获得更多的社会支持,包括来自家人、朋友、专业人员以及社区的。比如医生可以把医嘱告诉患者的家属,让家属及时督促患者的行为,提高遵医率。

此外,口头承诺、团体治疗、收取失约服务费、催眠等方法也可以用于促进遵医行为。

参考文献

1. Phillip L. Rice，胡佩诚等译：《健康心理学》，中国轻工业出版社 2000 年版。
2. Linda Brannon、Jess Feist，李信镕等译：《健康心理学》，心理出版社 1999 年版。
3. 顾瑜琦、刘克俭：《健康心理学》，北京科学技术出版社 2004 年版。
4. 郑希付：《健康心理学》华东师范大学出版社 2003 年版。
5. 石林：《职业压力与应对》社会科学文献出版社 2005 年版。
6. 朱敬先：《健康心理学》教育科学出版社 2002 年版。
7. 耿德勤：《医学心理学》东南大学出版社 2003 年版。
8. 时蓉华：《社会心理学》浙江教育出版社 1998 年版。
9. [美] 坎特威茨等，杨治良等译：《实验心理学：掌握心理学的研究》华东师范大学出版社 2004 年版。
10. 张世彤、李焰：《健康心理学研究的多元解析方法》健康心理学杂志 2001，9（3）：220—221。
11. 郑晓边：《健康心理学研究与中国特色》健康心理

学杂志 1998, 6 (4)。

12. 翟学伟：《中国人际关系网络中的平衡性问题：一项个案研究》社会学研究 1996, (3)。

13. 胡利人、丁元林、孔丹莉：《医学生饮酒行为与危害健康行为的相关研究》中国学校卫生 2004, 25(3): 267—268。

14. 王鸿翔：《身体锻炼对改善高血压状态的实验研究》体育学刊 2000, (4): 35—36。

15. 夏凌翔：《元分析方法的几个基本问题》山西师大学报（社会科学版）2005, (3): 34—38。

16. 刘建成、崔玉华、孟凡强、董问天：《神经衰弱治疗中的安慰剂效应》中国学校卫生 2003(4): 258—260。

17. 凌文轻、方俐洛、黄红：《工作压力探讨》广州大学学报：自然科学版 2004(1): 76—79。

18. 肖健、G 米布芬尼：《应激的可预期性和行为控制对大鼠免疫功能的影响》北京大学学报(自然科学版)1996, 32 (6): 760—766。

19. 孙飙、汤珍秀：《慢性心理应激对机能活动的影响》天津体育学院学报 1997, 12(4): 22—23。

20. 王淑敏、李敏：《青少年压力应对策略的研究及其方向》上海教育科研 2004(3)。

21. 林丹华、方晓义：《青少年个性特征、最要好同伴吸烟行为与青少年吸烟行为的关系》心理发展与教育 2003(1): 31—36。

22. 林丹华、方晓义、郑宇：《社会榜样与青少年吸烟行为的关系》心理发展与教育 2000, 16(3): 18—24。

23. 彭易清、马红兵、彭正清等：《长期酗酒与糖耐量低减及 2 型糖尿病关系的研究》中华实用医学 2004(14): 31—33。

24. 闻智鸣：《长期酗酒致糖尿病伴低胰岛素血症的发病机制探讨(附 3 例报告)》淮海医药 2005(1): 13—14。

25. 李丹、谢韬、刘光远：《酗酒——伤害发生重要而共同的危险因素》中国健康教育 2005(2)：163—166。

26. 徐砺：《吸毒者心理卫生状况调查分析及教育对策》云南师范大学学报(自然科学版)2000(1)：76—77。

27. 杨玲、崔诣晨：《193 例戒毒者人格类型及其与自尊社会支持和应对策略的关系》心理科学 2003，26(6)：1034—1038。

28. 张青春、孔祥勇、杨延金：《1050 例心血管病危险因素分析》华北煤炭医学院学报 2004(3)：322—323。

29. 王子文、郭晓明、郭爱云：《不良生活习惯与心血管疾病发生病例的对照研究》解放军保健医学杂志 2002(4)：231—232。

30. 徐桂娟：《心血管疾病与抑郁障碍：共病概念引出的新问题》中国临床康复 2005(11)：146—147。

31. 曾爱琼、骆福添、麦洁梅：《生活事件与心血管疾病》现代医院 2002(4)：31—32。

32. 朱文丽、冯宁平、王莹等：《1117 名 7—11 岁城市儿童心血管危险因素水平现状调查》中国公共卫生 2000，16(7)：622—623。

33. 袁萍、安宁、汪心婷：《成都市在校青少年对心脑血管病相关问题知晓率的调查》中国学校卫生 2001，22(3)：238—239 。

34. 李宁秀、唐敏、王治军、任晓晖、刘丹萍：《患者遵医行为研究》现代预防医学 2001，28(1)：60—61 。

35. 屈学勤：《高血压病患者不遵医行为原因分析与健康教育》中国行为医学科学 2002，11(2)：179—180。

36. Jane Ogden. *Health Psychology*. Open University Press. Buckingham：2000.

37. Jerry Suls, Alex Rothman. *Evolution of the Biopsychosocial Model: Prospects and Challenges for Health Psychology*. Health Psychology. 2004，Vol. 23.

38. Patrice G. Saab et al. *Technological and Medical Advances: Implications for Health Psychology*. Health Psychology. 2004，Vol. 23.

39. Timothy W. Smith, Jerry Suls. *Introduction to the Special Section on*

the Future of Health Psychology. Health Psychology. 2004, Vol. 23.

40. Sheldon Cohen, Tracy B. Herbert. Health Psychology: *Psychological Factors and Physical Disease from the Perspective of Human Psychoneuro immunology*. Psychol. 1996, 47: 113—142.

41. Wayne F. Velicer et al. *Interactive Versus Noninteractive Interventions and Dose-Response Relationships for Stage-Matched Smoking Cessation Programs in a Managed Care Setting*. Health Psychology. 1999, Vol. 18.

42. Tetrick LE et al. *A comparison of the stress-strain process for business owners and nonowners: differences in job demands, emotional exhaustion, satisfaction, and social support*. Journal of occupational health psychology. 2000, Vol. 5 (4).

43. Lundberg U, Frankenhaeuser M. *Stress and workload of men and women in high-ranking positions*. Journal of occupational health psychology. 1999, Vol. 5 (4).

44. Perry M. Nicassio et al. *The Future of Health Psychology Interventions*. Health Psychology. 2004, Vol. 23.

45. Dunbar, Flanders. *Psychosomatic Diagnosis*. New York: Paul B. Hoeber, Inc., 1943.

46. Cleary PD. New directions in illness behavior research. In: McHugh S, Vallis TM(Eds.), *Illness behavior: A multidisciplinary model*. New York: Plenum Press, 1986: 343—353.

47. Yin, Robert K. *Case Study Research: Design and Methods* (2nd ed.), London: Sage. 1994.

48. Shapiro, A. K., Morris, L. A. The Placebo Effect in Medical and Psychological Therapies. In S. L. Garfield & A. E. Bergin (Eds.), Handbook of Psychotherapy & Behavior Change (2nd ed., pp. 369—410). New York: Wiley, 1978.

49. Cooper, C.L., Marshall, J. *Understanding Executive Stress*. Macmillan

Press, London, 1978.

50. Dohrenwend, B. P. *Some Issues in Research on Stressful Life Events.* Journal of Nervous and Mental Disease, 1978, Vol.166: 7—15.

51. Dohrenwend, B. S., Dohrenwend, B. P., Dodson, M., & Shrout, P. E., Symptoms, Hassles, *Social Supports and Life Events: The Problem of Confounded Measures.* Journal of Abnormal Psychology, 1984, Vol.93: 222—230.

52. Holmes, Thomas H., Richard H. Rahe. *The Social Readjustment Rating Scale.* Journal of Psychosomatic Research, 1967, Vol.11: 213—218.

53. Kanner, A., Coyne, J., Schaefer, C., Lazarus, R. *Comparison of Two Modes of Stress Measurement: Daily Hassles and Uplifts Versus Major Life Events.* Journal of Behavioral Medicine, 1981, Vol.4: 1—39.

54. Lazarus, R. S. *Puzzles in the Study of Daily Hassles.* Journal of Behavioral Medicine, 1984, Vol.7: 375—389.

55. Felming, R., Baum, A., Gisriel, MM, Gatchel, RJ. *Mediating Influences on Social Support on Stress at Tress Mile Island.* Journal of Human Stress, 1982, Vol.8: 14—22.

56. Lin, E. H., Peterson, C. *Pessimistic Explanatory Style and Response to Illness.* Behavioral Research and Therapy, 1990, Vol.28: 243—248.

57. Temoshok L. *Personality, Coping Style, Emotion and Cancer: Towards an Integrative Model.* Cancer Surv, 1987, Vol.6: 545—567.

58. Lazarus, R. S., Folkman, S. *Stress, Appraisal, and Coping.* Springer Publishing Company, New York, 1984.

59. Ray C, Lindop J, Gibson S. *The concept of coping.* Psychol Med, 1982, 12(2): 385—395.

60. Frydenberg, E., & Lewis, R. *Adolescent coping styles and Strategies: Is There Functional and Dysfunctional Coping?* Australian Journal of Guidance and Counseling, 1991, Vol.1: 35—42.

61. Olbrich, E. (). *Coping and Development*. In H. Bosma & S. Jackson (Eds.), Coping and Self-concept in Adolescence. Berlin: Springer, 1990.

62. Eisenberg et al. *Coping with Stress: the Roles of Regulation and Development*. In J. N. Sabdler & S. A. Wolchik(Eds), Handbook of Children's with Common Stressors: Linking Theory, Research, and Intervention. New York: Plenum, 1997.

63. Compas B. E. et al. *Coping with Stress During Children and Adolescence: Problems, Progress, and Potential in Theory and Research*. Psychological Bulletin, 2001, Vol.127: 87—127.

64. Kobasa, S. C. *Personal Views Survey*. Chicago: Hardiness Institute, 1985.

65. Bosscher RJ. *Running and Mixed Physical Exercise with Depressed Psychiatric Patients*. Int J Sports Psychol, 1993, Vol.24: 170—184.

66. Pate, R. R., Macera, C. A.. *Risks of Exercise: Musculoskeletal Injury*. In C. Bouchard, R. J. Shephard & R. Stephens (Eds.), Physical Activity, Fitness, and Health: International Proceedings and Consensus State ment. Champaign, IL: Human Kinetics, 1994: 1009—1018.

67. David C, Nieman. *Exercise, Infection and Immunity*. Int J Sports Med. 1994, Vol.15: 131—141.

68. Thompson, C. E.. *Hysterical Paralysis*. The Journal of Family Practice, 1982, Vol.15: 1169—1173.

69. Mittleman, M. A., Maclure, M., Tofler, G. H., Sherwood, J. B., Goldberg, R. J., Mueller, J. E.. *Triggering of Acute Myocardial Infarction by Heavy Physical Exertion: Protection Against Triggering by Regular Exertion*. New England Journal of Medicine, 1993, Vol.329: 1677—1683.

70. Meyer Friedman, D. Ulmer. *Treating Type A Behavior and Your Heart*. Fawcett, 1984.

71. Doll R, Peto R. *The Causes of Cancer: Quantitative Estimates of*

Avoidable Risks of Cancer in the United States Today. J Natl Cancer Inst, 1981, Vol.66: 1191—1308.

72. Kubik A, Polak J. Lung Cancer Detection: Results of a Randomized Prospective Study in Czechoslovakia. Cancer, 1986, Vol.57: 2428—2437.

73. Eysenck, H.. Personality, Stress and Cancer: Prediction and Prophylaxis. Br J Med Psychol, 1988, Vol.61: 57—75. Review.

74. Andrykowski, M.A.. The Role of Anxiety in the Development of Anticipatory Nausea in Cancer Chemotherapy: A review and Synthesis. Psychosomatic Medicine, 1990, Vol.52: 458—475.

75. Spiegel D, Bloom JR, Kraemer HC, et al. Effect of Psychosocial Treatment on Survival of Patients with Metastatic Breast Cancer. Lancet, 1989, II: 886—891.

76. Ajzen, I.. From Intentions to Actins: A Theory of Planned Behavior. in J. Kuhl and J. Bechmann (Eds.), Action-Control: From Cognition to Behavior, Springer, Heidelberg, 1985: 11—39.

77. Levin DN, Cleeland CS, Dar R. Public Attitudes Toward Cancer Pain. Cancer, 1985, Vol.56: 2337—2339.